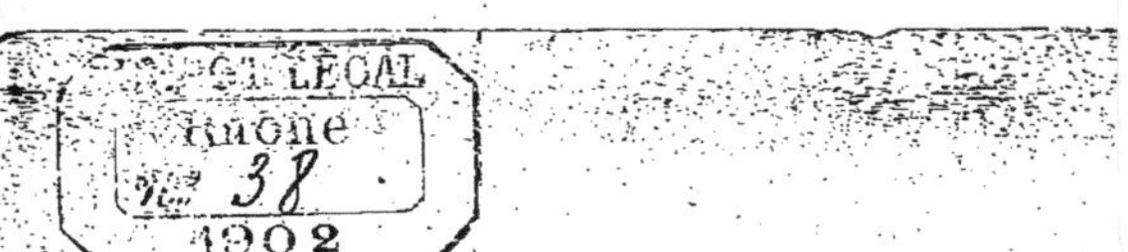

Dr R. de KERMABON

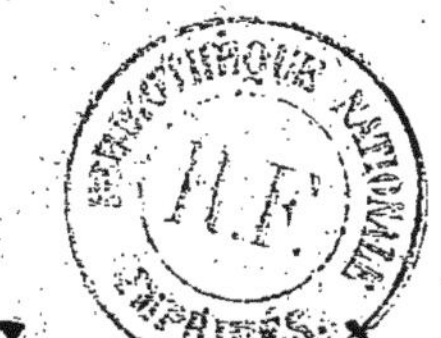

De la

Gangrène gazeuse

bénigne

(Forme atténuée et curable de la Septicémie gangreneuse)

LYON. — IMP. A. REY

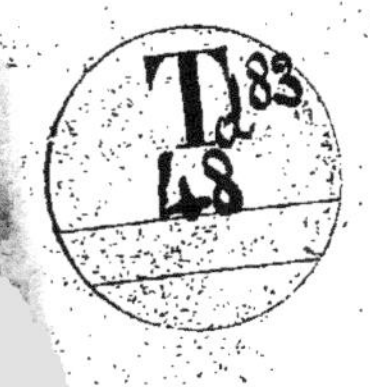

Dr R. de KERMABON

[illegible]

[illegible]

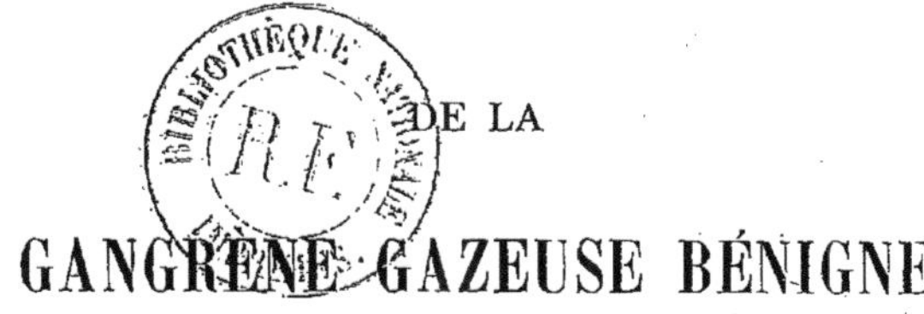

DE LA

GANGRÈNE GAZEUSE BÉNIGNE

(Forme atténuée et curable de la septicémie gangreneuse)

DE LA

GANGRÈNE GAZEUSE BÉNIGNE

(Forme atténuée et curable de la Septicémie gangreneuse)

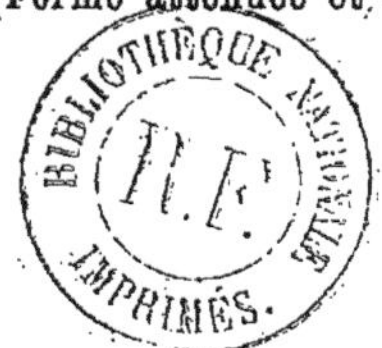

PAR

Le Dr René de KERMABON

LYON

A. REY & Cie, IMPRIMEURS-ÉDITEURS DE L'UNIVERSITÈ

4, RUE GENTIL, 4

—

1902

A MA MÈRE

dont je mets avec joie le nom en tête de ces pages, je dédie ce travail, en témoignage de ma reconnaissance et de ma profonde affection.

AUX MIENS

La soutenance de notre thèse marque dans notre vie la fin d'une étape. Un peu ému au seuil de la carrière qui s'ouvre devant nous, nous voulons aujourd'hui faire un retour sur ce passé que votre affection a su nous rendre plus heureux Aussi loin que notre mémoire nous conduit dans notre enfance, nous chercherions en vain un ressentiment entre nous... Cette inaltérable amitié, qui nous a toujours unis dans la joie comme dans la peine, nous fait envisager avec confiance un avenir peut-être difficile. Si le sort ne nous est pas favorable, nous trouverons dans notre union les consolations qui rendent fort contre l'infortune. Les liens qui nous unissent sont de ceux que rien ne peut briser : la mort a-t-elle arraché de nos mémoires ceux qui ne sont plus, et leur souvenir n'est-il pas resté vivace en nos cœurs ? Envers quelques-uns d'entre vous, nous avons contracté bien des dettes de reconnaissance; est-il besoin de vous dire que nous ne l'oublierons jamais ?...

R. de K.

AVANT-PROPOS

La *gangrène gazeuse*, étudiée de longue date sous
une rare diversité de dénominations, a pendant de
longues années éveillé l'idée de mort rapide et fatale.
Fabrice de Hilden, Quesnoy et nombre d'auteurs dans
la suite, la considèrent comme la complication des
plaies, la plus redoutable et la plus sûrement mortelle.

Au milieu du siècle dernier, en 1858, à l'hôpital de
Dolma-Bagtché, le médecin-principal Salleron écrivait : « Quel que soit le nom que l'on juge convenable
de donner aux phénomènes morbides que j'appelle
gangrène avec emphysème ou emphysème gangreneux, le fait reste et conserve toute sa signification
pathologique de préservation impossible et d'incurabi-
lité absolue. »

Douze ans plus tard, en 1870 aux ambulances de
Belfort, le chirurgien aide-major Préry eut lui aussi
à soutenir la lutte contre cette affection redoutable.
« Cette complication ne l'a jamais cédé en rien à cette
pléiade de maladies infectieuses, qui, jalousant nos
ennemis du dehors, parachevaient leur œuvre de destruction en se disputant à l'envi l'existence déjà si

compromise de nos malheureux blessés. » Il déclare cependant que tous les cas ne sont pas au-dessus des ressources de l'art.

En 1879, Huéter fait paraître dans les *Centralblatt für Chirurgie* une observation de gangrène gazeuse typique avec guérison du malade.

En 1883, le médecin-major Triffaud signale quelques cas de guérison.

En 1888, dans sa thèse d'agrégation, Poignes, de Montpellier soutient qu'il n'est pas irrationnel d'admettre que la gangrène gazeuse ne soit pas de toute nécessité suivie de mort : il donne une proportion de 5 pour 100 de guérisons après intervention.

En 1897, la thèse de Testevuide nous fournit encore quelques observations à terminaison heureuse.

En 1898, Clarke, chirurgien du North West London Hospital donne une pourcentage de 4 pour 100 de guérisons.

Depuis, cette idée s'est accréditée que la gangrène gazeuse, dans certains cas, peut guérir : ce sont ces cas que nous nous proposons d'étudier.

Ainsi que l'admet M. le Dr Thévenot dans les commentaires qui suivent une observation récemment publiée par lui (août, 1901), nous montrerons qu'il est une forme de gangrène gazeuse atténuée, parfois susceptible de guérison.

Par opposition à la gangrène gazeuse type, essentiellement *maligne*, nous lui donnerons le nom de *gangrène gazeuse bénigne* : nous nous efforcerons au cours de ce travail de justifier cette dénomination. Après un examen rapide des causes qui peuvent atténuer cette affection, nous étudierons ses symptômes. sa marche, nous en indiquerons la prophylaxie et le traitement,

M. le professeur Poncet dont nous avons suivi pendant trois années la clinique chirurgicale nous a donné l'idée première de ce travail. Aujourd'hui il nous fait le grand honneur de prendre notre thèse : nous ne saurions trop lui témoigner notre reconnaissance. L'un des rares regrets que nous laisserons à Lyon sera d'être privé de l'enseignement de ce Maître éminent.

M. le Dr Thévenet, chef de clinique chirurgicale, nous a donné sans compter, d'excellents conseils qu'il veuille bien accepter ici nos meilleurs remerciements.

DE LA

GANGRÈNE GAZEUSE BÉNIGNE

(Forme atténuée et curable de la septicémie gangreneuse)

ÉTIOLOGIE

Nous savons aujourd'hui que la gangrène gazeuse est une maladie infectieuse, à caractère spécifique ; sa seule allure clinique le ferait prévoir, même si nous ne connaissions l'agent virulent qui, inoculé, reproduit la maladie. Mais, c'est seulement depuis une trentaine d'années, que l'étiologie de cette affection est sortie du domaine de l'hypothèse et de l'inconnu.

Blum en 1870, Perrin en 1872, signalent le caractère infectieux ; Terrillon, en 1874, insiste sur la septicité de la maladie ; Tédenot, en 1879, la communique au cobaye ; enfin, Chauveau et Arloing, en 1884, étudiant les liquides recueillis sur des malades atteints de gangrène gazeuse, isolèrent et purent inoculer un bacille spécifique qu'ils identifièrent au vibrion septique découvert par Pasteur dans la terre végétale.

Le vibrion septique ou *Bacillus septicus* de Pasteur, bacille de la septicémie gangreneuse de l'Ecole lyonnaise, *Bacillus œdematis maligni* des Allemands,

comme le bacille du tétanos auquel il est fréquemment
associé, est strictement anaérobie. « Sans cette particularité heureuse, dit Polet, nous verrions souvent la
gangrène gazeuse compliquer les blessures, car innom-
brables sont les plaies qui nous arrivent à l'hôpital,
souillées de la boue des chemins ou de la poussière du
sol des ateliers... » C'est que, en effet, le vibrion septique est un microbe tellurique, et son aire d'extension
est très grande. On le rencontre dans toutes les substances pourries, le fumier, la vase des eaux, le limon,
surtout dans les putréfactions qui se font à l'abri de
l'air. On l'a même trouvé dans le tube digestif de
l'homme et des animaux, et nous avons lu l'observation d'un forçat qui s'inocula une gangrène gazeuse
en déposant du tartre dentaire au fond d'une petite
plaie qu'il s'était faite intentionnellement. Le malade
de Huéter, dont nous plaçons ici l'observation, s'était
inoculé lui-même en pansant sa plaie avec du fumier :
l'étiologie s'impose.

OBSERVATION I (résumée).

(Hueter, *Centralblatt für Chirurgie*, 1879.)

A. W..., de Friedrishfeld, soixante-trois ans, cultivateur très
robuste. Le 16 avril reçoit un coup de corne d'un bœuf : la corne
a pénétré au-dessus du ligament de Poupart, un peu en dehors
des gros vaisseaux de la cuisse et a décollé du *facia lata* la peau
au niveau du grand trochanter. Dans les premiers jours le
malade prêta peu d'attention à sa blessure, il la pansa avec du
fumier de vache, remède populaire en honneur dans cette con-
trée. Mais, comme l'état s'aggravait, il fut amené ici et présenté
à la clinique le 30 avril.

Nécrose cutanée du tégument, coloration noir verdâtre, infiltration, empâtement du tissu cellulaire sous-cutané, crépitation gazeuse, emphysème septique... En raison de la vigueur du malade, je pensais pouvoir rendre plus favorable le pronostic... La peau nécrosée fut fendue, ses bords furent découpés, le tissu infiltré nettoyé avec la solution carbonique à 3 pour 100, pansement aseptique... Le soir, pas de douleur, peu de fièvre 38°2.

1er mai. — Pansement renouvelé par précaution. Température = 39 degrés.

2 mai. — 37°2, euphorie relative. Je défis le pansement, développement considérable de la gangrène septique... Coloration bleuâtre de la peau s'étendant en haut jusqu'à la douzième côte, en bas, jusqu'au milieu de la cuisse, en arrière jusqu'au sacrum.

Je considérais le malade comme perdu, décidé toutefois à faire un essai de guérison sans espérer aucun succès... Anesthésie légère, incisions longue d'un pied, désinfection au $ZnCl^2$ à 5 pour 100. Le soir, malade en bon état, 37°4.

Le lendemain, extension du processus gangreneux.

Même traitement. A partir du 6 mai, chute des escarres.

Guérison rapide.

La morphologie du vibrion septique est complexe. Chanin a montré que chez un même animal on peut, suivant les tissus examinés, trouver des formes différentes. Près du point d'inoculation, dans les espaces celluleux intermusculaires, on le trouvait sous la forme de bâtonnets mesurant de 5 à 7 μ sur 1/2 à 1 μ... Le tissu œdémateux contenait des bâtonnets différents de longueur et d'épaisseur, portant à leur extrémité des spores, et des spores en liberté... Enfin, dans les sérosités, les bacilles atteignaient parfois de 40 à 60 μ. Quoi qu'il en soit, ces bacilles si différents reproduisent une seule et même maladie.

Le vibrion septique est extrêmement résistant il doit, en partie, cette propriété à ses spores. Forgues a montré que de la sérosité de la septicémie gangreneuse recueillie et desséchée entre 15 et 18 degrés conserve toute sa virulence au bout de deux années.

Cependant, par analogie avec ce qui se passe pour d'autres microbes, il n'est pas irrationnel d'admettre que, sous certaines influences, mal connues du reste, la virulence de l'agent pathogène soit atténuée. Dans la plupart des cas, nous pensons que l'atténuation est plutôt due au *terrain* qu'à la *graine*. Nous n'en donnerons pas moins l'avis des auteurs qui se sont occupés de la question.

Leurs données sont bien peu précises et portent sur des points différents.

C'est ainsi que Trélat nous dit que les temps chauds, humides et nuageux favorisent le développement de la forme suraiguë. Porgues prétend que la forme à filaments courts et sporulés présente l'activité virulente maxima, alors que les autres formes sont moins virulentes. Penzo, de Turin, admet que le plus souvent le *Bacillus prodigiosus* coexiste avec le bacille de l'œdème malin ; lorsque ce dernier agit seul, la virulence serait atténuée. Par contre, nous avons vu citer un cas où à l'action du vibrion septique se joignit celle du streptocoque ; l'affection fut singulièrement bénigne. Comboulès prétend que l'emploi de certains antiseptiques dans la désinfection des plaies, l'acide sulphydrique naissant, les solutions de permanganate de potasse au 1/10, l'eucalyptol, les vapeurs bromiques, le nitrate d'argent, sont capables d'atténuer la virulence du bacille sans le détruire. On le voit, dans l'état actuel de nos connaissances, il est bien difficile de se faire une opinion à ce sujet.

Avant d'étudier l'influence mieux connue et plus certaine du *terrain*, nous dirons que nous avons vu signaler des cas qui, au point de vue clinique, avaient trait à des gangrènes gazeuses typiques, dans lesquels les recherches bactériologiques ne purent déceler la présence du vibrion septique.

Mayet, en 1894, dix ans après les conclusions de Chauveau et Arloing, écrivait : « On tend, aujourd'hui, à être un peu moins affirmatif sur l'existence constante du vibrion septique... La porte semble donc ouverte à de nouvelles recherches. » Il nous paraît d'autant plus intéressant de rapporter ici ces formes qu'elles sont généralement bénignes.

En 1893, Froankel, trouve dans un cas un bacille analogue à la bactéridie charbonneuse; dans un autre, Lowe rencontra le *Bacillus aerogenes*.

Chavigny voit le *Bacillus coli communis*, dont parle également Clarke cinq ans plus tard, en 1898.

Guillemot, en 1898, retrouve le bacille dont avait parlé Fraenkel; le tableau clinique est bien celui d'une gangrène gazeuse :

OBSERVATION II (résumée).

(Mémoires Société Biologie)

Le 9 mai 1897 on amenait à l'Hôpital des enfants malades une fillette de treize ans et demi qui venait d'être renversée par un tramway. La jambe droite avait été écrasée au niveau du tiers supérieur, plaie anfractueuse, souillée, tibia broyé, péroné fracturé, nettoyage soigneux, résection des esquilles osseuses.

Le soir même la température s'élève et le lendemain on trouve autour de la plaie une *coloration bronzée*, tandis qu'au loin s'étendait une *zone érysipélateuse* semée de phlyctènes. Amputation de la cuisse. Deux jours après la température s'élève de nouveau, la peau avait une *teinte bronzée, feuille morte* très nette : la température y était abaissée, sur les confins de la zone *rougeur érysipélateuse*. Au niveau des lèvres tuméfiées du moignon, dans la région bronzée et sur ses limites, *crépitation gazeuse* très marquée. Les points de suture furent aussitôt enlevés et la plaie soumise aux pulvérisations phéniquées. Amélioration rapide. Guérison.

Examen bactériologique. — Bacille ayant l'aspect de la *bactéridie charbonneuse*, épais, à bouts carrés et nets, strictement anaérobie, dégage en cultures de nombreuses bulles de gaz, à 37 degrés, vitalité très faible. *Inoculé au cobaye, mort en trente-six heures* avec lésions analogues à celles produites par le vibrion septique : poches gazeuses.

Enfin, cette année même, Legros et Lecène publiaient cette observation typique de gangrène gazeuse, due à un microbe strictement aérobie.

OBSERVATION III

Nous avons observé récemment un homme de quarante ans, reçu à l'Hôpital pour une fracture compliquée de la jambe droite avec ouverture de l'articulation tibio-tarsienne. État général mauvais, amputation de la cuisse, *coloration bronzée et crépitation gazeuse*, lambeaux sphacélés, *liquide sanieux mêlé de gaz*. Bacille spécial, mobile et *aérobie*. *L'inoculation* dans les muscles de la cuisse d'un cobaye d'un demi centimètre cube d'une culture de ce bacille détermine une *gangrène gazeuse mortelle* en quarante heures.

Par son aérobisme des plus nets, ce bacille diffère essentiellement des espèces décrites jusqu'ici comme susceptibles de pro-
duire la gangrène gazeuse.

On le voit ces formes offrent donc bien cliniquement
du moins, le tableau de la gangrène gazeuse, elles
relèvent du même traitement : du reste elles paraissent
être en général plus bénignes. Vincier mettant la question au point écrit « ... le vibrion septique est sinon
l'agent constant, du moins le facteur habituel des
accidents gangréneux ».

Nous connaissons l'agent qui, dans la grande majorité des cas produit la gangrène gazeuse, nous savons
sa résistance et son extrême virulence, il nous reste à
étudier le rôle du terrain dans l'évolution de la maladie.
L'homme est très sensible au vibrion septique, puisque
souvent, il est emporté en quelques heures (presque
aussi rapidement qu'un cobaye) après pullulation
énorme et rapide du germe. Mais la rapidité de l'évolution, la gravité du mal, dépendent en grande partie
de la nature du terrain. « C'est le mauvais état général
du blessé qui joue le principal rôle dans l'évolution de
cet accident.

On trouve en effet presque toujours indiqué dans les
observations des circonstances telles que l'encombrement, les fatigues, la chaleur, les privations. » (Vincent).

Nous ne connaissons pas de formes plus graves que
celles qui, en Crimée tuèrent les malades de Sallerow.
Les lignes suivantes expliquent nettement la raison de
ce fait. « L'armée de Crimée se composait : 1° D'an-

ciens soldats déjà très fatigués et fort épuisés, qui, mal logés et mal nourris, avaient beaucoup souffert des intempéries atmosphériques pendant tout un hiver, long, froid et humide.

2° De nouveaux régiments récemment arrivés de France, qui transportés brusquement dans des conditions d'existence toutes différentes de celles qu'ils avaient quittées, subissaient rapidement l'influence du nouveau milieu dans lequel ils se trouvaient.... La santé du soldat incomplètement rétablie a été maintenue dans de mauvaises conditions par des fatigues excessives et incessantes par une privation de sommeil longue et souvent répétée, que nécessitaient les travaux et la garde des tranchées. » On ne s'étonnera pas que dans ces conditions, sur 640 opérés, Salleron ait eu 59 cas de gangrène gazeuse, tous suraigus et rapidement mortels. Ces faits et ces chiffres sont significatifs.

Nous pensons que chez un malade atteint de gangrène gazeuse, parmi les circonstances qui peuvent rendre le pronostic moins sévère, l'état général doit tenir le premier rang. Dans les observations de gangrène gazeuse bénigne que nous apportons à l'appui de notre thèse, il s'agit de malades robustes, vigoureux, en général exempts de toute diathèse, et surpris en pleine santé. Dans une forme qui, vu la rapidité de la marche, semblait devoir être grave, Hueter écrivait : « En raison de la vigueur du malade, je pensai pouvoir rendre plus favorable le pronostic » et, en effet, il guérit son malade.

Les sujets atteints de maladies diathésiques, les dia-

béliques, les albuminuriques, les « ralentis de la nutrition » en un mot, se défendent mal et, chez eux, la
maladie est particulièrement grave. Aussi, chez un
blessé doit-on toujours traiter les diathèses.

Enfin, parmi les causes qui peuvent aggraver le pronostic, l'alcoolisme chronique tient le premier rang
c'est chez les alcooliques que l'on voit ces formes
sévères où le malade est emporté en huit ou dix heures,
après un délire bruyant, une hypothermie précoce et
prolongée.

Ce sont là des causes d'ordre général, nous pensons
qu'il est aussi des causes locales qui ne sont pas sans
valeur. C'est ainsi qu'il faut tenir compte de l'état de
la circulation dans la région blessée : si l'irrigation se
fait bien, les échanges constants d'oxygène entre le sang
et les tissus créent un milieu peu propice au développement du vibrion septique, d'où virulence atténuée.
Si la nutrition de ces parties est moins bien assurée,
les oxydations se font mal, rien ne gêne le développement du germe qui peut à l'aise exalter sa virulence.

Telles sont les causes, de nous connues, qui font que
chez des individus différents une même maladie peut
être chez les uns relativement bénigne et curable, alors
qu'elle est chez d'autres sûrement et rapidement mortelle.

Enfin, il est des causes, inconnues de nous, inhérentes à l'individu, conditions qui font de lui un terrain
spécial, réagissant d'une façon propre à la maladie :
nous ne pouvons, dans l'état actuel de nos connaissances, résoudre le problème de ces immunités natu-
relles, tout au plus pouvons-nous faire des hypothèses...

SYMPTOMATOLOGIE

Nous avons dit qu'à côté de la gangrène foudroyante qui, en quelques heures, tue le blessé sous les yeux du chirurgien impuissant, il y a place pour une autre forme, atténuée celle-ci, mais de nature identique, contre laquelle le praticien peut engager la lutte avec quelques chances de succès.

En face de tous les symptômes si variés de la gangrène gazeuse, tous bien décrits par les auteurs qui ont traité la question, pourrons-nous dégager dans une forme donnée des caractères particuliers de bénignité qui puissent nous permettre d'espérer une guérison? C'est ce que nous allons essayer de démontrer, bien qu'il n'y ait rien d'absolu en particulier et que l'on puisse seulement tirer une conclusion d'un ensemble de signes qui, isolés, n'ont rien de probant.

Et, d'abord, une première indication, sera fournie par la date de l'apparition des complications : lorsque. chez un blessé, on voit rapidement, en quelques heures, la fièvre s'allumer, l'état général devenir mauvais, il s'agit d'un malade qui résiste mal à l'infection et le pronostic ne paraît pas favorable. C'est ce que l'on observe en lisant quelques-unes des observations de

Salleron : l'état général était mauvais dès le début et, quelques heures après l'apparition de la gangrène, le blessé était emporté. Le plus souvent, dans les cas favorables et notamment dans ceux que nous rapportons, nous voyons que l'état général reste bon pendant trois, quatre jours et même davantage : insensiblement, après une longue période prodromique, on voit s'installer la complication. C'est un malade qui se défend bien contre l'infection, ou bien nous avons affaire à un germe de violence atténuée. Nous estimons donc qu'il faille tenir compte pour le pronostic, de l'époque à laquelle, chez un blessé, apparaissent les premières manifestations de la septicémie gangreneuse.

En général, l'apparition de cette affection est précédée de prodromes qui nous paraissent être d'une grosse importance pratique, car là, plus peut-être que partout ailleurs en chirurgie, il faut agir vite : le succès dépend de la décision du chirurgien et souvent de la précocité de l'intervention.

S'agit-il d'un cas isolé, ces prodromes traduiront une complication grave et mettront en éveil, s'ils ne permettent pas de faire un diagnostic anticipé ; en cas d'épidémie dans une ambulance d'armée ou dans une salle d'hôpital, ils ne permettront pas de douter d'une infection que l'on est en droit de redouter.

Malheureusement, ces prodromes, s'ils existent dans la grande majorité des cas, sont fort variables et n'affectent pas une marche régulière et nettement déterminée. Aussi, nous contentant de « *moyennes* », décrirons-nous deux formes : l'une caractérisée par la *prédominance des symptômes d'adynamie*, l'autre par la *pré-*

dominance des symptômes d'excitation, toutes deux du reste reliées entre elles par toute une série d'intermédiaires.

Dans la première forme, le blessé reste abattu, il est comme anéanti par le shock traumatique dont il se relève mal : il est triste, morose et déprimé. Il répond mal aux questions qui lui sont posées, indifférent du reste à sa lésion, dont il ne paraît pas souffrir et dont il ne se plaint pas. On note parfois un peu de subdélire, peu bruyant, à forme triste ; le malade parle d'une mort prochaine sans paraître cependant en être affecté. Enfin, une dyspepsie tranquille, une légère amélioration du pouls et du cœur avec tendances à une arythmie modérée, une température à peu près normale, parfois un peu inférieure à la moyenne, complètent le tableau présenté par ces malades. En somme, prédominance des signes de dépression profonde et d'adynamie.

Lorsque ce tableau est complet, il s'agit d'un malade gravement touché, vaincu d'avance par le mal et qui ne sortira probablement pas de sa torpeur et ne se relèvera plus. Cependant, nous avons lu quelques observations (ce ne sont pas les plus nombreuses) où, après une phase d'adynamie, mais atténuée et moins complète, on a obtenu une guérison.

Tout différent est le tableau présenté par une autre catégorie de malades. Ceux-là, rapidement sortis du shock traumatique, commencent par attirer l'attention du côté de leur plaie ; un bon signe prodromique tient dans ce fait : leur pansement leur fait mal, ils demandent qu'on le leur enlève. Peu à peu l'anxiété s'accentue ;

le malade inquiet se retourne dans son lit, souvent en proie à une sorte de délire d'excitation, rappelant le délire alcoolique et au cours duquel il arrache parfois son pansement. Ces phases d'excitation à l'état de veille alternent avec des périodes d'assoupissement accompagnées de rêvasseries, de cauchemars qui hantent le malade et le fatiguent.

La température a de la tendance à avorter, mais une élévation trop rapide d'emblée paraît être d'un mauvais pronostic. La dyspnée à laquelle Mollière attribuait une grande valeur comme signe prémonitoire, fait rarement défaut et peut arriver dès cette période à une véritable anxiété respiratoire. Enfin, la soif est vive en général, la face est pâle et terreuse, l'état général est mauvais.

Certes, à ce stade, il est bien difficile d'établir un pronostic : tout au plus pourra-t-on tenir compte de la longue durée de ces signes prodromiques qui témoignent de la résistance d'un sujet luttant contre l'infection, ou penser à une virulence atténuée d'un germe qui n'atteint pas d'emblée son paroxysme de noscivité. Enfin des nuances, difficiles à saisir dans l'intensité des réactions de l'organisme atteint, ne passeront peut-être pas inaperçues aux yeux d'un praticien habile doublé d'un observateur.

Mais, dans certains cas, ces signes prodromiques font défaut ; d'emblée la gangrène s'installe et tue sans phrases le malade en un laps de temps variable de cinq à trente heures (Salleron. Triffaud) justifiant le nom de « foudroyante » que lui donnait Maisonneuve. Ce début brusque, l'absence de signes prémonitoires est en général l'indice d'une forme grave, une de celles dont parle Salleron lorsqu'il dit : « La gangrène avec emphysème débutait par un éclat foudroyant qui brisait subitement les ressorts de la vie sans réparation possible.

Ces prodromes, quelquefois seulement une brusque élévation thermique avec frissons, appellent l'attention du chirurgien sur une complication du côté de la plaie. Parfois c'est en changeant un pansement que l'on trouve cette complication que rien ne faisait prévoir : « Supposons comme cela se rencontre fréquemment qu'il n'y ait pas de frissons, pas de dyspnée, que le pansement soit un peu lâche et ne comprime pas douloureusement le membre, et nous aurons un début masqué, torpide › (Mayet).

Si le pansement est enlevé dès le début, l'aspect du membre, à ce stade du reste très court, paraît répondre au type suivant d'après les observateurs.

La plaie est seulement rosée, un peu suintante, les bords sont légèrement recroquevillés ; ce n'est pas, en effet, à la surface, mais dans les anfractuosités d'une plaie compliquée que gît l'agent pathogène, à l'abri de l'air : le début du mal est en profondeur et non en surface. Du reste, la mortification de la plaie qui se boursoufle, devient grisâtre et sanieuse, accompagne l'emphysème dès le début, mais ne paraît pas le précéder.

Tout autour de la plaie, on note d'abord une sorte d'œdème blafard, terne, à reflets de feuille morte, sillonné de veines bleuâtres, mais ne présentant pas encore de crépitation caractéristique : la chiquenaude ne donne encore qu'un son mat. Cet œdème *(œdème malin de Pirogoff)* distend les tissus, les préparant ainsi à l'emphysème, c'est-à-dire à l'envahissement de leurs mailles élargies par les gaz.

Enfin, on voit apparaître, partant de la plaie, une plaque festonnée érysipélatiforme de teinte bronzée *érysipèle bronzé de Velpeau)* rappelant le bistre ou le bronze florentin, mais différent de l'érysipèle, par ce fait qu'elle reste à fleur de peau sans former de saillie. Terrillon et Velpeau, nous dit Triffaud, considéraient son apparition comme étant d'un pronostic fort sombre; cependant nous l'avons vu rapporter dans la plupart des observations à terminaison heureuse que nous avons vues.

C'est à cette période que les douleurs déjà signalées à la phase prémonitoire sont les plus violentes : elles sont en général très vives, même dans les cas atténués. Elles consistent en une sensation de constriction, de broiement, de dilacération qui répond à l'irritation des terminaisons nerveuses comprimées dans un tissu œdémateux : le malade à ce moment ne peut supporter de pansement serré. Si on refait les pansements sur le membre qui se tuméfie, en serrant moins les bandes, la douleur diminue, puis augmente de nouveau avec l'œdème.

Du reste, ces douleurs locales ne persistent pas, elles disparaissent lors qu'apparaît l'emphysème : à ce moment, les désordres organiques sont arrivés à un point tel, que les terminaisons nerveuses sont détruites. Leur constatation éclaire peu le pronostic, car, nous l'avons déjà dit, l'élément douleur est constant dans presque tous les cas. Tout au plus, la façon dont un malade réagit à la douleur pourra-t-elle être un renseignement : ce qu'il faut craindre, c'est l'indifférence du blessé, mais nous en reparlerons à propos de l'état de la sensibilité générale. Enfin, et très rapidement apparaît l'emphysème, symptôme le plus caractéristique de l'affection *(emphysème gangreneux*, de Chassaignac. Le membre blessé est boursouflé, se gonfle, distendu par des gaz putrides.

Ce travail est parfois si prompt qu'il envahit, en quelques heures, tout un membre et passe du membre affecté au tronc (Larrey). Dans certains cas, on aurait perçu à l'ausculation sthétoscopique une sorte de bouillonnement gazeux, témoignant de l'énergie avec laquelle les éléments organiques sont détruits et expliquant cet accroissement rapide de l'emphysème. Dans ces cas de marche accélérée, *gangrène galopante*, de Cosselin, le pronostic nous paraît fort sombre ; le germe est excessivement virulent, le terrain rapidement affaibli ; le chirurgien, dans ces conditions, aura fort à faire pour maîtriser le mal et l'arrêter dans sa marche progressive. Il en est de même dans les cas où en fort peu de temps on voit le volume d'un membre tripler et même quintupler, par le fait de l'accumulation des gaz et des liquides putrides. La déformation est alors considérable : plus de saillies, plus de méplats, on voit une masse arrondie, gonflée comme une outre, sonore à la percussion, crépitante, ne rappelant en rien la forme primitive du segment de membre atteint. L'observation suivante, tirée du travail de Salleron nous semble caractéristique d'un de ces cas dont on reconnaîtra d'emblée la gravité, par la brusquerie de l'apparition et la marche de l'emphysème.

OBSERVATION IV

(Salleron, *Mém. de Méd., de Chir. et Phar. mil.*)

Le nommé G., prisonnier russe, âgé de trente-six à quarante ans, d'une forte et bonne constitution, blessé le 16 août d'un coup de balle qui fractura comminutivement l'articulation du genou, arrivé à l'hôpital le 21, fut amputé de la cuisse à son quart inférieur. Le 27 et 28, état satisfaisant. Le 29, quoique le blessé ne soit pas encore complètement bien, comme il accuse de l'appétit, je porte ses aliments au quart qu'il mange matin et soir.

Vers 6 heures du soir, il éprouve presque subitement un trouble particulier avec douleur et tension extrême du moignon, pousse un cri et se découvre rapidement pour enlever l'appareil. Comme je me trouvais à la porte de la barraque où était couché ce malade, j'arrive aussitôt et j'enlève moi-même le pansement qui, déjà, comprimait les tissus. Distension immédiate et progressivement croissante des téguments comme si on eût insufflé de l'air par le moignon ; vomissements de matières alimentaires, décomposition rapide des traits, anxiété extrême, plaintes sourdes, sans agitation, refroidissement des extrémités, pouls faible et très précipité. Je restai vingt minutes auprès du malade pour examiner et suivre la marche de la gangrène et pour constater le développement successif des accidents locaux ; le gonflement et la crépitation s'étendaient déjà jusqu'à la racine du membre. A 8 heures, toute la fesse était déjà distendue et noire ; le scrotum était gonflé, violacé et crépitant ; sur la paroi abdominale, on sentait déjà la crépitation jusqu'au niveau de l'épine iliaque antéro-supérieure ; le pouls radial n'existait plus ; les battements du cœur étaient précipités, très faibles et tumultueux ; les extrémités complètement froides, la respiration très accélérée, anxieuse ; la figure pâle et livide, regard obtus, hébété, la peau couverte d'une sueur froide, visqueuse, peu abondante ; intégrité de l'intelligence, pas de plaintes, stupeur. A 10 heures.

gonflement énorme de la cuisse, de la fesse; du scrotum et de la hanche, de la paroi abdominale jusqu'aux fausses côtes ; résolution complète, pouls carotidien presque insensible ; inspirations courtes et très fréquentes, commencement d'agonie ; mort à 2 heures du matin.

Laissant de côté comme fatales ces formes que l'on pourrait appeler suraiguës, c'est dans les formes aiguës (il ne saurait être question de chronicité dans une affection de cette nature) que nous trouvons des formes atténuées. Dans celle-ci, la marche de l'emphysème est toujours progressive, mais moins rapide, c'est par une série de traînées successives, et non en masse que se fait l'extension. Les gaz, moins abondants, produits plus lentement ne distendent pas d'emblée au maximum un membre et même le tronc, formant ces poches gazeuses aux dimensions énormes que nous avons maintes fois signalés. On n'a pas de ces déformations monstrueuses qui, en quelques heures quintuplent le diamètre du membre, mais un accroissement plus modéré de volume. En somme, c'est l'atténuation de ces signes cliniques qui, en grande partie, nous dira que nous avons affaire à une affection plus bénigne. L'observation suivante, empruntée à Ardillaux et comparée à la précédente, témoignera de ces différences dans les deux cas.

OBSERVATION V

(Ardillaux, thèse de Paris.)

Le nommé Louis P..., entre le 10 septembre 1893, lit n° 4, salle Pollin, dans le service de M. Campenon, suppléé par

M. Potherat. Il est porteur d'une fracture de jambe avec toute petite plaie, à peine capable de permettre l'entrée d'une sonde cannelée vers le tiers inférieur de la face interne de la jambe. Ce malade travaillait dans les égouts et était porteur de ses habits de travail quand, en regagnant son domicile, il fut attaqué et reçut un coup de pied qui lui fractura la jambe.

Le malade est immédiatement pansé et revu le soir à la contre-visite. Le pansement n'est pas défait, mais on note déjà un peu d'emphysème dans la région interne de la jambe. La température est à 37 degrés.

Le lendemain, même état. On applique un appareil plâtré par-dessus le pansement renouvelé. La plaie n'avait aucun aspect anormal. La température est à 37°2. La journée est bonne quelques douleurs ; on note seulement un ou deux petits frissons ; le soir, la température est à 37°8, Le lendemain, lundi 12, l'état est très satisfaisant, bien que la température se maintienne à 37°7. Le malade ne se plaint aucunement.

La troisième journée se passe sans incidents. La nuit suivante il a des frissons, un peu de diarrhée. Le lendemain matin, mardi 13, la température est à 38°5.

On défait le pansement, et on constate tous les signes de la septicémie aiguë gazeuse, érysipèle bronzé, emphysème, issue par la plaie de gaz et de liquides putrides d'une odeur infecte rappelant celle des matières fécales. La septicémie s'étend surtout à la partie interne, jusqu'un peu au-dessus du condyle. La coloration brune est précédée d'une zone convexe en haut mesurant 4 centimètres d'étendue, verdâtre, bleuâtre.

M. Potherat se décide à opérer ; amputation de cuisse circulaire au tiers moyen. L'incision montre des muscles friables, à fibres dissociées : cependant leur aspect est sain, pas de pus. À la partie interne, seulement et bien que l'incision ait été nettement faite au-dessus de la zone bleuâtre, le tissu cellulaire n'a pas son aspect normal, il est légèrement brun, ecchymatique ; on est obligé d'inciser la peau un peu plus haut à ce niveau. Sutures complètes, suites immédiates bonnes.

Mais le lendemain de l'opération, la température s'élève à 38°5 et l'on défait le pansement : on trouve un point de suppuration interne et de l'emphysème à la partie postérieure de la cuisse. On découd le moignon, on le désinfecte et l'on fait une contre-ouverture dans le point supérieur emphysémateux : on passe un drain et on lave à l'eau phéniquée forte. Le lendemain, l'emphysème s'est un peu étendu. On fait une nouvelle contre-ouverture. À partir de ce moment, la température baisse et le moignon se réunit lentement par seconde intention.

Le malade sort parfaitement guéri.

Que devient la sensibilité du membre atteint par l'emphysème ? Nous avons dit, en parlant de l'élément douleur, que tout phénomène douloureux disparaissait lorsque survenait l'œdème. La sensibilité diminue à mesure qu'il s'installe et cela tient, d'une part, dans les régions sphacélées à la destruction des filets nerveux, dans les parties relativement saines à l'action inhibitrice des toxines microbiennes agissant directement sur les centres. Cette insensibilité est précieuse, car elle permet d'opérer sans anesthésie des malades débilités : « Nous pûmes constater, dit Gérard-Marchand dans une de ses observations, que le malade qui n'était cependant pas un alcoolique était devenu absolument insensible. »

Cette insensibilité locale au tissu emphysémateux est la règle, nous ne croyons pas qu'elle fasse jamais défaut, même dans les formes atténuées ; nous verrons plus loin, en étudiant les phénomènes généraux, en quelle mesure il faut tenir compte des modifications de la sensibilité générale.

La température locale du membre tend à s'abaisser, dans les cas graves on l'a vu diminuer de 5, 6 et même

8 degrés. Toutes les fois que l'écart de la température
entre le membre sain et le membre malade dépassera
3 ou 4 degrés, nous croyons pouvoir affirmer qu'il
s'agit d'une forme grave. Dans ces cas, en effet, cet
abaissement de la température n'est plus lié seulement
aux lésions des nervi-vasorum présidant normalement
aux fonctions de vaso-dilatation et de vaso-constriction,
c'est l'exagération en tissu malade d'un grand abaissement de la température générale. Si la température du
membre est de 31 degrés, la température du corps
n'est guère que de 35 ou 34 degrés et nous verrons que
ce fait est du plus fâcheux pronostic. Par contre, un
abaissement modéré ne suffit pas pour caractériser une
forme atténuée, car il est des formes graves où l'écart
est très faible.

Tels sont les principaux *symptômes locaux* de la gangrène gazeuse et cet aperçu rapide nous montre qu'il
n'en est point de spéciaux aux formes graves et aux
formes atténuées, mais que des symptômes communs
sont plus ou moins modifiés dans leur allure ou leur
intensité, suivant qu'il s'agit de l'une ou l'autre forme.

De plus, chacun de ces symptômes, pris en particulier, n'est jamais suffisant pour caractériser par des
modifications plus ou moins profondes apportées au
type général, l'une ou l'autre de ces formes. C'est de
l'allure générale du syndrome, de la réunion de plusieurs données que l'on pourra, à notre avis, sinon
étayer un pronostic ferme, ce qui serait imprudent
lorsqu'il s'agit d'affection aussi grave, même atténuée,
du moins discerner les formes curables de celles qui ne
le sont pas.

Nous arrivons aux *symptômes généraux*, peut-être moins bien définis, moins caractéristiques de cette affection si spéciale, mais parfois assez nets cependant pour que M. le professeur Arloing ait pu opposer aux formes où *prédominent les accidents locaux* une forme *à prédominance des phénomènes généraux*. Ces phénomènes, que l'on retrouve dans toute affection grave, nous sont un indice de la lutte de l'envahi contre l'envahisseur du terrain qui s'efforce plus ou moins efficacement d'empêcher la graine de s'implanter et d'exercer ses ravages ; à ce titre, leur étude sera utile.

Jeannel a montré que, la gangrène gazeuse est, par opposition aux gangrènes locales, une maladie générale, une intoxication de l'organisme en totalité. « Un blessé est inoculé par le microbe de la septicémie gangreneuse ; blessé à la jambe, par exemple, sa jambe et sa cuisse se gangrènent ; bien plus, amputez-lui un de ses doigts et le moignon sera atteint de sphacèle ; c'est une gangrène par septicémie : elle envahit tous les tissus, à l'occasion du moindre trauma, de la moindre provocation. La gangrène est devenue une diathèse. »

En somme, par ses réactions générales, c'est une septicémie et si, pour d'autres raisons, le terme de *gangrène gazeuse* adopté par Mollière, de Lyon, est plus exact, l'appellation de *septicémie gangréneuse* donnée par plusieurs auteurs n'était pas injustifiée ; c'est pourquoi nous avons rapproché ces deux termes au début de ce travail.

Et d'abord, quel est l'aspect du malade ? La figure est pâle, livide, terreuse ; les yeux cerclés de bistre, enfoncés dans leurs orbites, sont hagards, tantôt brillants, tantôt un peu vitreux; le regard prend parfois une fixité étrange.

Cet aspect, qui répond à un type général, est réalisé plus ou moins intégralement dans son ensemble, suivant qu'il s'agit d'une intoxication plus ou moins' profonde.

L'appétit qui souvent après le shock traumatique était redevenu bon. disparaissait, mais par contre on trouve notée dans presque tous les cas une soif très vive: ce symptôme ne paraît jamais faire défaut dans les formes qui nous occupent. Existe-t-il des troubles digestifs? On les trouve notés quelquefois, sans que l'on puisse les élever au rang de symptômes constants. « C'est ainsi, dit Campenou, que l'on rencontre ou l'absence absolue de troubles digestifs, ou des phénomènes rapides .de diarrhée, voir même des vomissements. » Pour notre compte, nous les avons vu relater dans quelques-unes de nos observations (principalement les vomissements), alors qu'ils ne sont pas relatés dans les autres. Nous ne croyons donc pas qu'on puisse tirer grand enseignement de leur présence ou de leur absence.

Les urines, dans les cas graves, traduisent l'intoxication par un certain degré de néphrite et contiennent une certaine quantité d'albumine dont le dosage renseignera, pourvu que le sujet soit indemne de toute lésion rénale antérieure sur la gravité de l'empoisonnement.

Beaucoup plus importantes sont les perturbations apportées dans le fonctionnement du système nerveux central et périphérique par les toxines vibrioniennes.

Souvent l'intelligence reste à peu près intacte : « Au milieu de cette destruction rapide, dit Salleron, les facultés intellectuelles restaient intactes. » Bien que l'on ait observé cette intégrité dans des cas très graves, puisque Salleron l'a notée maintes fois, elle ne doit que rarement faire défaut dans les formes légères : tout au plus devra-t-on noter du subdélire. Toutes les fois que l'on trouve le délire, surtout le délire bruyant (et on le trouve chez les débilités, alcooliques et dia-thésiques), le pronostic est sombre. Il est sévère également, lorsque prédominent les phénomènes de dépression.

Les malades de Crimée « calmes et résignés, trop faibles pour se plaindre ou pour parler, répondaient brièvement ou par signes, et ne manifestaient aucune sensation, aucun besoin. »

On doit redouter cet abattement, cette stupeur, ce laisser-aller d'un malade qui, conscient cependant dans quelques cas, se désintéresse de son état.

C'est un sujet gravement intoxiqué, qui ne sortira qu'avec peine de sa torpeur, et il n'y a pour lui que de bien faibles chances de guérison.

C'est bien l'avis de Mercier, qui conseille de se méfier de ces formes (les plus graves) où l'abattement et la stupeur ne tardent pas à aboutir au coma. Il est préférable que le blessé se préoccupe de son état : celui de Testevuide, dont nous citons l'observation, se demande s'il conservera sa jambe ; lorsque l'on parle d'amputation devant lui, il résiste et s'oppose à cette opération.

En somme, pour nous, le degré d'adynamie traduit

le degré d'intoxication : plus elle est complète, plus la maladie nous paraît être grave.

Un fait curieux est la perte pour le système nerveux des phénomènes d'excitabilité, puis de dépression, normalement occasionnés par l'alcool : « Il est à peu près impossible d'obtenir chez les patients atteints de cette affection l'ivresse alcoolique, même en administrant des doses énormes de cognac (Mollière). » Nous rapportons cette particularité que nous n'avons jamais vue citée ailleurs, bien que nous ne puissions, en ce qui nous concerne, en tirer aucune conclusion.

Ce que nous avons dit, à propos du système nerveux central, nous pourrions le répéter pour le système nerveux périphérique, car nous pensons que les troubles observés de ce côté, sont en grande partie fonction de l'action des toxines sur les centres. Triffaud nous dit que l'analgésie qui débute dans les parties malades, devient bientôt plus ou moins complète. Ce sont ce *plus* ou ce *moins*, qui auront quelque valeur pronostique, sévère dans le premier cas, moins grave dans le second, ce qui se conçoit aisément si l'on se reporte à ce qui a été dit plus haut. D'ailleurs. dans aucune des observations à terminaison heureuse qui figurent dans ces pages, il n'est parlé de l'insensibilité du tégument resté sain. Peut-être serait-il intéressant de rechercher l'état des réflexes pour juger du degré de l'intoxication du système nerveux. On sait, en effet, que les toxines vibrionniennes sont des poisons des centres.

Enfin, à dessein, nous avons gardé pour la fin de ce chapitre trois facteurs qui sont, à notre gré, de la plus haute importance ; nous voulons dire : le *pouls*, la *respiration*, la *température*.

Le pouls, lorsque débutent les premiers accidents s'accélère, les nerfs modérateurs subissent le contrecoup de l'action parésiante, des poisons sur le bulbe ; concurremment, du côté de la respiration, la dyspnée s'installe ; enfin, conséquence toute naturelle de l'infection, survient une élévation thermique.

En ce qui concerne le pouls, ou bien malgré sa fréquence, il reste plein, régulier, bien frappé et, suivant l'expression consacrée, il se maintient bon : le cœur suffit à sa tâche ; on peut compter sur lui ; ou bien il devient filiforme, insaisissable, irrégulier, incomptable, le myocarde intoxiqué faiblit, cède, il abandonne la lutte. On comprendra, sans peine, l'intérêt de ces constatations : lorsque le pouls, à un moment donné, faiblit et dépasse 140, on doit redouter une issue fatale

La dyspnée est la règle ; relativement modérée et sans caractères bien précis dans les cas les plus heureux, elle devient stertoreuse dans les formes graves et le blessé est en proie à une véritable anxiété respiratoire.

Nous en arrivons à parler de la température, symptôme qu'il ne faut, ici moins qu'ailleurs, jamais négliger. « Il me semble, dit Gros, que dans ces cas (où l'on doit opérer), le thermomètre doit être un guide très sûr. » Suivant les observations, on trouve cependant dans le tracé thermique de grandes divergences, mais on peut cependant, après le frisson initial qui fait rarement défaut, distinguer plusieurs types.

Dans le type suraigu (Campenon), l'ascension, aussi bien diurne que nocturne, est rapide et, en deux jours, trois au plus, atteint 40, 41 degrés et s'y maintient. Il faut, dit Mercier, redouter ces températures qui se maintiennent à 40 et 41 degrés.

Dans le type que Campenon appelle aigu, la courbe ascensionnelle monte moins vite, arrive moins haut, et présente, soit une légère rémission, soit tout au moins un arrêt matinal. Ce sont ces courbes qui correspondent, en général, aux formes bénignes.

Enfin, dans un troisième type, après le frisson du début, la courbe monte plus ou moins haut et brusquement redescend à la normale, puis tombe à 36, 35 et même (Triffaud) 34 degrés. Il s'agit le plus souvent, dans ces cas, de diathésiques ou d'alcooliques : le malade est perdu.

Nous ne saurions trop insister sur la nécessité de prendre, *de concert* sur une même feuille, les tracés du pouls, de la respiration et de la température. Porques a, en effet, remarqué dans certaines formes graves une dissociation curieuse entre ces trois éléments. « On voit les trois courbes qui ont suivi une marche parallèlement ascendante se disjoindre au moment où la gangrène apparaît; le tracé thermique monte par brisures inégales et s'affaisse par une chute brusque; la courbe respiratoire, au contraire, indice graphique de l'agonie dyspnéique, continue son ascension par oscillations irrégulières; le tracé du pouls monte de son côté en ligne assez régulière. Aucune description ne peut rendre la netteté de ce graphique à triple caractère : tendance à l'hypothermie finale, dyspnée pro-

gressive et contraction cardiaque de plus en plus accélérée. »

Nous pensons que, dans des formes plus atténuées,
l'inspection d'un graphique complet et bien pris aura
quelque valeur. Au lieu de cette chute de la température, contrastant avec l'ascension soutenue du pouls et
de la respiration, nous y verrons un parallélisme à peu
près soutenu et régulier, le pouls ne dépassant pas
120 ... 130, la respiration oscillant de 30 à 40, la température ne montant pas au-dessus de 39,5 ... 40, au
grand maximum, sans s'y maintenir, et ne redescendant
pas au-dessous de la normale tant que dure l'infection.

Tels sont les symptômes que nous avons cru nécessaire d'étudier à l'appui de notre thèse tendant à démontrer qu'il est des formes curables de la septicémie
gangreneuse. Notre but n'était pas d'échafauder un
syndrome spécial, essentiellement différent de celui
présenté par les formes plus graves : nous pensons
cependant, que de par leur caractère de bénignité et
d'atténuation, les premières prouvent une physionomie
particulière, une allure clinique qui leur est propre.

DIAGNOSTIC DIFFÉRENTIEL ET PRONOSTIC

Nous pensons qu'il est inutile d'insister sur le diagnostic différentiel : ce chapitre a été traité maintes fois, et bien traité. Il nous suffira de dire que peu d'affections sont aussi nettement caractérisées. Si toutefois le diagnostic restait hésitant, un examen bactériologique lèverait tous les doutes.

Quant au pronostic, les pages qui précèdent, celles qui suivent, et les nombreuses observations apportées à l'appui de notre thèse, démontrent qu'il n'est pas aussi rigoureusement sévère qu'on le jugeait autrefois. Néanmoins, même dans ses formes les plus légères, la gangrène gazeuse reste toujours une complication grave. Atténuation n'est pas toujours un synonyme de guérison : penser ainsi serait s'exposer à de cruels mécomptes.

Les pourcentages de Porgues et Clarke variant de 4 à 5 pour 100, pris sur tous les cas d'intensité minima ou maxima sans distinction, sont évidemment trop faibles. Nous ne pouvons donner de chiffres, mais si nous prenions seulement les formes les moins aiguës, celles où en opérant le chirurgien croit être en droit de ne pas désespérer complètement du succès, le pourcentage serait bien certainement plus élevé. Du reste, on publie rarement, comme étant de peu d'intérêt les cas mortels; aujourd'hui les cas heureux seuls ont les honneurs des Revues.

PROPHYLAXIE ET TRAITEMENT

Nous mettons en tête de ce chapitre la *prophylaxie*
à côté du *traitement*, car nous estimons que tous les
accidents ci-dessus mentionnés peuvent être évités si
un blessé est soigné à temps ; ici, comme dans bien
d'autres cas, le vieil adage est toujours vrai : il est
plus facile de prévenir que de guérir. Du reste, si la
gangrène gazeuse est presque devenue une rareté
pathologique, c'est que la découverte de l'antisepsie
et de l'asepsie a montré la nécessité et perfectionné les
moyens de désinfecter les plaies dans la pratique chirurgicale.

On voit comment un blessé s'infecte, on connaît
l'ubiquité du vibrion septique, sa particularité d'être
anaérobie. Il faut donc se méfier des plaies souillées de
terre végétale, de fumier, de vase ou de limon ; la
plaie est-elle mâchée, anfractueuse ? il faut l'ouvrir
largement, la régulariser, puis la désinfecter avec soin
avant de l'occlure. De cette façon, toutes les parties
mises en contact avec l'air extérieur deviennent inha-
bitables pour le germe septique. Peu importe les substances antiseptiques choisies, elles sont inefficaces
lorsque le mal est déclaré ; ce qu'il importe, c'est de

rendre par l'action de l'oxygène de l'air le milieu impropre au développement de l'agent pathogène.

Enfin, ces précautions à prendre chez le blessé ne suffisent pas ; il faut, du côté des mains du chirurgien et des instruments, une propreté parfaite : nombre d'épidémies de gangrène gazeuse ont jadis été la conséquence d'infractions à ces pratiques alors inconnues. Pour les instruments, la stérilisation à la fois la plus simple, la plus sûre et la plus pratique est réalisée par l'emploi du calorique.

« Si j'avais l'honneur d'être chirurgien, disait Pasteur, pénétré comme je le suis des dangers auxquels exposent les germes des microbes répandus à la surface de tous les objets, principalement dans les hôpitaux, non seulement je ne me servirais que d'instruments d'une propreté parfaite mais, après avoir nettoyé mes mains avec le plus grand soin et les avoir soumises à un flambage rapide, je n'emploierais que de la charpie, des bandelettes, des éponges préalablement exposées dans une température de 130 à 150 degrés, je n'emploierais jamais qu'une eau qui ait subi une température de 110 à 120 degrés (Vincent). »

Il y a seulement quelques années, M. le professeur Tripier a réussi à arrêter une épidémie de gangrène gazeuse, il stérilisa des cotons, supprima les manches en bois des instruments, de façon à pouvoir les soumettre à l'action de l'huile chauffée à 120 degrés (cours de M. le professeur Arloing), et, dans une communication faite à l'Académie de médecine en 1884, Chauveau écrivait : « M. le professeur Tripier, d'après nos expériences et sur nos conseils, a généralisé l'emploi de la chaleur dans sa clinique chirurgicale : depuis, la septicémie a disparu de son service ».

Tout ce que nous venons de dire paraîtra peut-être un peu suranné; l'idéal aujourd'hui en pathologie étant d'immuniser le sujet contre la maladie, la gangrène gazeuse n'a pas échappé à ce progrès.

Les travaux de MM. Arloing et Chauveau (1886), nous ont appris que tous les animaux ne sont pas également sensibles au vibrion de la gangrène gazeuse. Alors que les chevaux, les moutons, les porcs, les lapins, les cobayes sont extrêmement sensibles ; l'âne, les veaux résistent ; chez le chien, il ne se produit qu'une lésion locale curable.

Quelques années plus tard, Roux et Chamberland réussissent à conférer à des cobayes une immunité absolue pour les virus les plus énergiques en leur injectant à plusieurs reprises dans la cavité abdominale de fortes doses de cultures, sûrement privées de tout élément vivant par un chauffage de 105-110 degrés pendant dix minutes.

En 1898, dans un travail publié dans les *Archives médicales de Toulouse*, Leclainche écrivait : « Un âne traité par des inoculations intraveineuses et sous-cutanées de sérosités provenant d'animaux tués par le vibrion septique donne un sérum immunisant. L'immunisation préventive est facilement obtenue, chez le cobaye et chez le lapin, par l'injection de 5 centimètres cubes de sérum. »

Reprenant cette étude *(Annales de l'Institut Pasteur, 1901)*, Leclainche et Morel arrivent à des conclusions plus précises. Il ressort de leurs recherches que le

résultat de l'immunisation est d'autant plus certain que
l'on intervient plus rapidement. Quelques exemples
choisis parmi leurs expériences confirment ces
données :

Animal choisi	Matière viru-lente injectée	Traité après	Sérum injecté	Résultats
Lapin	IV gouttes	1 heure	4 cc.	Survie.
—	—	3 heures	—	Mort en 6 j.
—	—	5 —	—	Mort en 60 h.

Les autres pensent que, dans la plupart des cas, la
sérothérapie préventive donnerait chez l'homme et les
grands animaux des résultats analogues. Chez eux, en
effet, la réceptivité est moindre, l'évolution est plus
lente, en comparaison de ce qui se passe chez le lapin
ou le cobaye, animaux d'expériences. Tel est aujour-
d'hui l'état de la question ; l'expérimentation n'a pas
été faite chez l'homme, mais par analogie à ce qui se
passe pour le tétanos, dont le bacille souvent se retrouve
avec le vibrion septique, n'est-on pas en droit d'espérer,
sinon un traitement curateur, du moins un traitement
préventif ? On devine sans peine les services que
pourrait rendre une injection préventive dans les circonstances où les règles de l'asepsie ne pourraient être
rigoureusement suivies : lorsqu'un blessé dont la plaie
est souillée n'est pas vu immédiatement après l'accident, dans une ambulance d'armée où l'encombrement
des blessés ne permet pas de s'occuper de chacun
aussi longtemps qu'il serait nécessaire, et où, quoi
qu'on fasse, on ne peut toujours être absolument sûr de
son asepsie. C'est la prophylaxie de l'avenir.

Mais lorsque ces mesures n'auront pu être prises ou si, malgré ces mesures, la gangrène gazeuse se déclare quel en sera le traitement ? Longtemps on a admis qu'il n'en était pas d'efficace, et bien des fois le chirurgien se sentant impuissant devant ce mal redoutable, évitait au blessé condamné sans appel, les souffrances d'une intervention inutile. De nos jours pareille abstention ne serait plus de mise : si faibles que soient les chances de sauver un malade que l'on juge perdu, ces chances doivent être tentées. Nous ne nous arrêterons pas sur les moyens uniquement médicaux qui, avant notre époque où la chirurgie triomphe, ne donnèrent que des insuccès et nous dirons que, à part les soins qui s'adressent à l'état général, soins que nous n'aurions garde d'oublier, le traitement doit être *chirurgical*. Disons avant tout, que le chirurgien doit posséder deux qualités nécessaires : la décision, la célérité, c'est à elles qu'il devra une grosse part du succès.

Les premiers succès chirurgicaux sont dus à l'amputation hâtive du membre malade, amputation que l'on fit d'abord timidement en tissu sain, aussi loin que possible de le zone emphysémateuse. On apprit plus tard qu'il était possible d'opérer dans les tissus envahis par les gaz et d'obtenir cependant la guérison. Quelques auteurs se contentent encore de ce procédé, Clarke et les auteurs anglais n'en connaissent pas d'autres. Nous enregistrons l'observation de Clarke sans contester la valeur du succès, car « guérir par une amputation est déjà un progrès, mais conserver le membre serait un idéal », Ardillaux. Nous verrons plus loin que cet idéal a été atteint.

OBSERVATION VI

(North-West London Hospital, Under the case
of M. Clarke, (*Lancet*, 1900.)

Le malade, un homme de quarante-trois ans, était monté sur
une échelle pour nettoyer l'extérieur d'une fenêtre, quand
l'échelle glissa, et notre homme, en voulant éviter la chute passa
son bras gauche à travers la fenêtre et se fit une coupure profonde à la région cubitale gauche. La blessure intéressait les
parties suivantes : la peau et les tissus superficiels transversale-
ment du bord externe au bord interne de l'avant-bras, les flé-
chisseurs superficiels et les pronateurs près de leur origine, le
tendon du biceps, le long supinateur, et, partiellement le brachial antérieur, le radial, les vaisseaux et le nerf médian. Au-
dessous de la section du brachial antérieur, on trouvait une
petite ouverture de la capsule articulaire du coude.

Après un examen sommaire de la blessure sous anesthésie, on
décida que l'amputation au-dessus du coude était l'opération la
plus sûre, mais comme le malade s'était inquiété de savoir s'il
pourrait garder son bras, la possibilité d'un traitement conservateur fut prise en considération. Après la ligature des vaisseaux, on constata que le sang coulait librement des veines
superficielles sectionnées et en tira cette conclusion, que l'opération conservatrice pouvait être suivie de succès. Afin de se
garder autant que possible contre l'infection, les tissus lésés
furent sectionnés. De même, après ligature, les portions inutiles
des vaisseaux furent enlevées, le médian et les muscles, après
désinfection furent suturés avec des fils de soie. On plaça un
drain dans l'articulation ouverte, on libéra la peau et les tissus
sous-jacents de toute partie suspecte. Pendant l'opération, la
blessure fut fréquemment lavée avec un antiseptique. Finale-
ment on la ferma avec des sutures superficielles au catgut. Enfin
le membre fut mis dans une attelle, le coude fléchi à angle
droit,

Pendant deux jours, la circulation de la main se fit bien. L'état général se maintint bon jusqu'à la fin du second jour, quand il se plaignit de violentes douleurs dans sa blessure et la température s'éleva à 105°5 (Fahrenheit). Au matin du troisième jour, la température était de 101°6, la douleur était vive et la circulation de la main était plus faible. Lorsque l'on eut enlevé l'appareil, on se trouva en présence de la gangrène envahissante ou avec emphysème typique.

Au-dessus et au-dessous de la plaie, les parties étaient tuméfiées et donnaient à la pression la crépitation caractéristique de l'emphysème. Il y avait un grand nombre de bulles, cet emphysème remontait au-dessus de la partie moyenne du membre.

Le malade fut amené de nouveau à la salle d'opération où M. Clarke amputa l'épaule par la méthode de Spencer. En examinant le membre amputé on vit que le triceps avait la couleur sombre du sang extravasé. Avant de suturer le moignon, M. Clarke l'enveloppa d'une longue pièce de gaze iodoformée dont il plaça l'extrémité dans la cavité glénoïde, l'autre bout sortant comme un drain de la partie externe de la plaie.

Après l'opération, la température du malade tomba à 99 degrés et s'y maintint jusqu'au troisième jour où la gaze fut changée.

La température revint à la normale, la guérison se fit rapidement, le malade reprit ses forces et quitta l'hôpital trente jours après l'opération.

Si dans le cas précédent, l'amputation primitive n'était peut-être pas nettement justifiée, c'est la seule opération qui soit indiquée dans les cas où les désordres sont tels qu'on ne peut songer à conserver un membre. Il ne faut pas hésiter alors à faire une large exérèse. Potherat conseille de ne recourir à l'amputation qu'à la dernière extrémité, il faut alors ne pas réunir les lambeaux et laisser le moignon de l'épaule

largement béant. On ne saurait trop en effet, se mettre
à l'abri d'une nouvelle rechute, en enfermant à nouveau le germe septique dans une plaie fermée. L'observation suivante de M. Polet, de Lille, n'était justifiable
que de ce dernier procédé, et ce chirurgien lui doit un
beau succès.

OBSERVATION VII

(Dr Polet, *Echo médical du Nord*, 1897.)

Dans la matinée du 6 novembre, une fillette de quinze ans est
victime d'un accident industriel : la partie inférieure de son bras
droit est violemment serrée entre deux pièces métalliques.
Quand on la dégage, on trouve à la face externe du tiers inférieur du bras une plaie profonde pénétrant jusqu'à l'os non fracturé. Le médecin de l'usine lave soigneusement la plaie à la
liqueur de Van Swieten, puis la réunit par quelques points de
suture et enveloppe le membre supérieur tout entier d'un pansement ouaté. La malade entre à l'hôpital dans la journée. Le
lendemain matin, la malade souffre peu, et la température est
à peu près normale. Nous ne touchons pas au pansement. Mais
le soir le thermomètre monte à 39 degrés et les douleurs sont vives.
Le 8 novembre, au matin la douleur, l'hyperthermie sont augmen-
tées. Je lève le pansement : tout l'avant-bras et la main sont
cadavériques et froids. Aucune pulsation perceptible à la ra-
diale et à la cubitale. Sur la partie antéro-interne du tiers inférieur du bras, une plaque de gangrène se dessine où l'endroit a
supporté une forte pression. Les tissus ont subi là une attrition
complète ; évidemment l'artère humérale a été broyée et n'est
plus perméable : le membre est mort.

De plus, à travers les bords boursouflés de la plaie suturée
s'échappent des liquides sanieux et des gaz. Au-dessus de la
plaie, un œdème dur sillonné de veines dilatées brunâtres,
œdème ayant non point la couleur bronzée, mais plutôt l'aspect

« peau de chamois » remontait vers la racine du membre, plus marqué en dedans qu'en dehors où il s'arrêtait au niveau de l'insertion du deltoïde. Sous cet œdème se percevaient des crépitations gazeuses paraissant siéger non pas sous la peau mais dans la profondeur des muscles. L'emphysème se continuait beaucoup plus haut que l'œdème, là où la peau semblait saine ; on le constatait jusque dans le creux de l'aisselle sur le moignon de l'épaule et même dans le creux sous-claviculaire. Il s'agissait donc non pas d'une gangrène traumatique de l'avant-bras résultant de broiement d'une artère, mais aussi de cette redoutable complication des plaies que l'on a désignées sous tant de dénominations diverses: septicémie gangreneuse, gangrène gazeuse, gangrène foudroyante..... Si, dans le cas présent, l'attrition de l'artère humérale n'eût pas condamné l'avant-bras à un sphacèle inévitable, avant d'amputer le bras droit d'une enfant de quinze ans, j'aurais sans doute commencé par de larges et profonds débridements... mais ici, je le repète, le membre était mort, il n'y avait pas lieu d'hésiter à le sacrifier..... j'opérai dans l'après-midi du 8 novembre. Les téguments de la partie supérieure du bras étaient encore de coloration normale, bien que l'on y perçût, comme je l'ai dit, des crépitations gazeuses, je me décidai pour l'amputation au quart supérieur du bras, moins grave que la désarticulation de l'épaule.

Les lambeaux entre lesquels je plaçai un très gros drain ne furent rapprochés que par deux points de suture, et une large incision fut faite jusqu'aux muscles dans le creux sus-claviculaire qui était envahi par l'emphysème. Les suites opératoires furent des plus simples: la température tomba dès le lendemain et aujourd'hui, 8 décembre, la cicatrisation est complète et l'état général excellent.

Jeannel, qui range la gangrène gazeuse parmi les gangrènes toxiques, préconise dans certains cas l'embaumement du membre et l'amputation consécutive ;

nous n'avons pas trouvé de cas ainsi traités et ne pouvons dire ce que l'on peut attendre de ce procédé.

Quoi qu'il en soit, aujourd'hui nous avons le droit
d'attendre mieux ; tout en sauvant le malade, il faut
essayer de sauver le membre atteint : à l'heure actuelle
la chirurgie doit tendre à être aussi conservatrice que
possible. Mais, pour obtenir ce résultat, il faut agir
vite et ne pas attendre que, sous l'effet du processus
gangreneux le membre ne puisse dans la suite rede-
venir utile. Dès qu'éclatent les accidents septiques,
« il ne faut pas hésiter à faire de larges débridements,
à multiplier les contre-ouvertures si l'on veut avoir
quelque chance d'enrayer le mal(Campenon)».Ces incisions seront faites suivant l'axe du membre, suivant les
traînées d'emphysème. Potherat donne les mêmes conseils : « il faut ouvrir largement le foyer traumatique,
le débarrasser de tous les débris organiques extrinsè-
ques ou intrinsèques qui l'encombrent, mettre largement à jour tous les décollements, les diverticules,
pratiquer sur toutes les parties malades de larges incisions suivies de drainage... » Il faut, en un mot, que
toutes les parties infectées soient fouillées et mises en
en contact avec l'air extérieur.

Le Dr Thévenot insiste sur les avantages qu'offre la
mise à l'air du foyer infecté. « On sait depuis bien
longtemps que le vibrion septique, comme tous les
anaérobies, ne se développe que dans les plaies anfrac-
tueuses, irrégulières, au fond de trajets où il se trouve
à l'abri de l'oxygène de l'air. Le premier temps du traitement conservateur, quel qu'il soit, ce sera donc la
suppression de cette condition nécessaire au dévelop-

pement du bacille et la chirurgie à ciel ouvert, si féconde dans le traitement des plaies infectées, trouve là une nouvelle est indispensable indication. Le drainage de la plaie, les pointes de feu ou de petites incisions au thermo-cautère sur le trajet de la gangrène, doivent donc être et sont en effet, la plupart du temps inefficaces. »

Pour pratiquer ces débridements et ces contre-ouvertures, le thermocautère a parfois été employé, mais il semble qu'il soit préférable de se servir du bistouri, car (Ardillaux), « le thermocautère crée un état des tissus, très peu propice à l'influence de l'air en ne permettant pas la pénétration profonde du milieu ambiant ». En effet, le calorique forme par coagulation des substances albuminoïdes une mince croûtelle, une pellicule imperméable à l'air.

Nous avons été à même à Lyon, d'apprécier la valeur de ce procédé employé dans le service de M. le professeur Poncet, par son chef de clinique, M. le Dr Thevenot, chez le malade dont nous rapportons ci-dessous l'observation prise par l'opérateur lui-même et publiée dans la *Gazette des Hôpitaux* : c'est uniquement par les incisions et les débridements qu'ont été conjurés les accidents septiques.

OBSERVATION VIII

*Ecrasement du pied droit avec plaie par roue de wagon. —
Gangrène aiguë du pied.— Infiltration gazeuse remontant
jusqu'à la racine de la cuisse. — Opération consécutive. —
Guérison par M. le Dr Thevenot, chef de clinique chirurgicale à la Faculté de Lyon.*

Jean P..., vingt-deux ans, maçon à Rive-de-Gier, entre à
l'Hôtel-Dieu, salle Saint-Philippe, n° 18, le 6 novembre 1900
pour un traumatisme grave du pied droit ; le 2 novembre, il avait
eu le pied droit écrasé par une roue de wagon ; il en était
résulté une plaie située au-dessous et en avant de la malléole
externe, qui fut pansée sommairement. Le 5 novembre, le malade fut pansé à nouveau, et la gangrène du pied étant apparue,
fut pour ce motif envoyé à l'hôpital.

A son entrée, on constate que la plaie de la région malléolaire,
irrégulière et anfractueuse, intéresse l'articulation tibiotarsienne,
car les mouvements du pied provoquent l'écoulement d'un peu
de synovie. Le pied est déjà gangrené (gangrène humide avec gaz
abondants) jusqu'au niveau de l'articulation de Chopart. Du côté
de la jambe, on trouve le long de la saphène interne, une teinte
bronzée des téguments qui sont distendus, soulevés par des gaz ;
une infiltration sanguine diffuse de la jambe modifie l'aspect de
la région. Le long de la cuisse, la peau a conservé ses caractères
normaux, mais l'emphysème remonte le long de la saphène jusqu'à
la terminaison de celle-ci. Ces lésions locales ont évolué en quarante-huit heures, en même temps que l'état général s'altérait.
Le malade a de la dyspnée, la température rectale est de 39° 8,
le pouls, bon, bat à 108.

En présence de cet état relativement favorable et surtout
devant le refus énergique du malade d'accepter une intervention
radicale, je me contente d'inciser largement tous ces foyers ; une
incision externe élargit la plaie et ouvre l'articulation tibio-tarsienne ; une incision interne retro-malléolaire permet d'évacuer

une collection de liquide sanieux mélangé de gaz ; trois incisions
enfin sont faites le long de la saphène interne, une à la partie
moyenne de la jambe, une à sa partie supérieure, une à la racine
de la cuisse.

Le malade est pansé à plat à la gaze iodoformée en même
temps que l'on soutient son état général. La nuit est bonne et le
lendemain on constate, en changeant le pansement, que les lésions paraissent arrêtées dans leur évolution. La température est
tombée, la dyspnée a cessé, le malade se trouve mieux. Le pan
sement est alors renouvelé aussi rarement que possible, en
attendant que le sphacèle du pied fût très nettement limité.

Le 21 novembre, on intervient à nouveau. A ce moment, il
existait un sphacèle total du pied et le sillon d'élimination qui
s'était produit représentait à peu près la ligne d'incision d'une
amputation sus-malléolaire, suivant le procédé de Guyon ; aussi,
est-ce cette intervention qui fut faite d'une façon atypique. Les
téguments ayant été sectiônnés suivant le sillon d'élimination,
on fit à la rugine et au ras des portions sphacélées une désarticulation du pied ; le lambeau que j'avais alors était notoirement
insuffisant pour recouvrir la perte de substance ; on réséqua de
l'extrémité inférieure du tibia et du péroné la quantité strictement nécessaire pour avoir un lambeau suffisant.

L'opération ayant eu lieu au milieu des masses sphacélées,
aucune suture ne fut faite. La plaie fut recouverte avec de la gaze
iodoformée et le lambeau maintenu contre la surface à recouvrir
par quelques tours de bande.

Aucun vaisseau ne fut lié ou tordu au cours de cette intervention, pas même la tibiale antérieure ou la tibiale postérieure, et
cependant leur examen montra qu'ils étaient perméables et qu'il
n'y avait pas de caillots dans leur intérieur.

La cause de cette hémostase spontanée nous échappe, mais le
fait a été noté plusieurs fois par M. Poncet, soit dans des septicémies gangreneuses, soit dans des cas d'infection particulièrement intense.

Les suites opératoires furent très simples. La cicatrisation se
fit lentement, mais sans accidents et le malade quitta l'Hôtel-

Dieu pour aller terminer sa guérison dans un hôpital de convalescence. Actuellement, la plaie est complètement cicatrisé et le malade marche en s'appuyant sur son moignon.

L'examen bactériologique de la sérosité, recueillie au cours de la première intervention, a été pratiqué par M. L. Dor, chef du laboratoire de la clinique. Il montre l'existence du vibrion septique, et deux cobayes inoculés par lui avec du bouillon ensemencé, moururent en douze heures de gangrène gazeuse.

M. le professeur agrégé Villard nous a dit avoir été le témoin, il y a quelques années, d'un cas à peu près analogue. Il s'agissait d'un blessé, chez lequel, pour conserver le membre atteint, on fit de larges incisions et des contre-ouvertures multiples : le malade guérit. Malheureusement nous n'avons pu retrouver cette observation. M. le professeur agrégé Bérard, dernièrement, a également eu un succès, mais, absent de Lyon à cette époque, nous n'avons pu voir sa malade.

La première tentative faite pour la conservation du membre atteint remonte à Précy en 1870, encore fut-elle bien timide puisqu'au lieu des larges débridements dont nous avons parlé, il se contenta de faire des scarifications superficielles, et il attribua une grosse part du succès au traitement médical qu'il fit suivre à son malade (acide phénique à l'intérieur dans un julep gommeux). Le but de ces scarifications était de donner issue aux gaz délétères, il les accompagna d'irrigations phéniquées en solution au millième dans l'eau glacée « le froid ralentissant l'action des ferments ». Le malade guérit.

OBSERVATION IX (résumée).

(Frery, *in* thèse, Paris, 1873.)

Le nommé B..., garde-mobile de la Haute-Garonne, est atteint le 27 janvier 1871, au tiers supérieur de la jambe droite, par un éclat de pierre qui va se loger dans l'espace interosseux sans intéresser la tibiale antérieure. On retire facilement et sans accidents le petit projectile.

Pansement simple avec mèche cératée.

Le 30 janvier, au matin, gonflement considérable de la jambe ; un peu de rougeur au pourtour de la plaie.

Fièvre, 38°2. Pouls, 110. Figure pâle, livide (cataplasmes). Le soir, état de grande indifférence, presque d'hébétude. Pouls, 123. Température, 38°9.

Dans la nuit du 30 au 31, douleur lancinante dans le mollet ; le malade demande qu'on ôte le pansement. Blessé inquiet. Intelligence intacte. Il rend compte, avec beaucoup de lenteur cependant, un compte minutieux de tout ce qu'il éprouve. « Il lui semble que son corps se fond à vue d'œil, attendu qu'il a perdu tout à coup ses forces.

A l'examen, membre tuméfié, presque froid, teinte brunâtre, crépitation jusqu'en avant du genou.

Immédiatement, nombreuses scarifications sur les tissus envahis et leur pourtour ; elles donnent issue à des bulles de gaz. Irrigation phéniquée de vingt minutes ; administration de julep phéniqué.

31 janvier. — Anéantissement profond. Extrémités froides. Pouls fréquent. Le soir, la température est de 37°5.

1er février. — Le malade n'a pas dormi, immobile, inerte. Facies altéré. L'emphysème n'a pas augmenté. Nouvelles scarifications. Irrigations et julep phéniqué.

2 février. — Le malade a dormi. Au matin, apathique somnolent. Issue par la plaie d'un liquide ichoreux. Preque plus d'em-

physème. Peau devenue blanchâtre, moins froide. Pouls moins fréquent, plus fort. Même traitement.

3 février. — L'emphysème a complètement disparu ; période mouvementée, avec frissons, fièvre, diarrhée qui mettent en danger la vie du malade.

3 mars. — État très satisfaisant. Appétit. Figure plus animée. Toutefois, si les bords de la plaie bourgeonnent, le mollet est énormémnt tuméfié ; au toucher, empâtement.

4 mars. — Contre-ouverture à la partie postérieure du mollet. Pansement compressif. Les symptômes s'amendent avec une rapidité surprenante.

17 mars. — Le malade peut être évacué sur l'intérieur.

Un certain nombre de tentatives furent faites en ce sens dans la suite, et on leur dut quelques guérisons; en 1896, Potherat en compta deux. « En agissant ainsi, j'ai le ferme espoir que, si l'on est impuissant dans les cas aigus, foudroyants dans lesquels la mort survient en quelques heures après l'inoculation, malgré les plus larges ablations, du moins on enregistrera de nombreux succès dans les formes plus bénignes où la marche plus lente des accidents permet, en quelque sorte, de graduer l'importance en raison de l'évolution du mal. »

L'observation ci-dessous est la plus concluante des deux, nous la rapportons *in extenso* : malgré ses soixante ans et les complications multiples qui, outre la gangrène gazeuse, aggravèrent son état, le malade guérit fort bien ; aurait-il pu supporter une amputation ?

OBSERVATION X

(Congrès français de chirurgie, 1896, Potherat.)

Il s'agit d'un homme de soixante ans qui, dans une partie de chasse, avait reçu par accident d'un autre chassenr un coup de fusil chargé de plomb, n° 6. Le coup tiré à une très faible distance avait fait presque balle ; il avait atteint le blessé au niveau de la face interne du mollet, juste au-dessous de la jarretière et avait pénétré partie dans les parties molles, partie dans l'os; quelques grains de plomb, 12 ou 15 seulement, avaient passé de part en part et étaient sortis au niveau de la face externe. J'ai dit que le coup avait fait balle ; il avait emporté un morceau du pantalon et du caleçon qui avait ainsi pénétré dans le mollet par un orifice d'ailleurs relativement très étroit ; or, le pantalon était très sale ; c'était un vêtement que notre homme ne revêtait que pour transporter du fumier dans son petit jardinet ou travailler à la terre. Cela se passait le 2 novembre 1894 dans l'après-midi, à une assez grande distance de Paris. Un médecin appelé nettoie de son mieux la plaie sans l'agrandir et applique un pansement antiseptique sec.

Je suis appelé au bout de quarante-huit heures ; aucun accident n'était survenu; le malade se plaignait peu, la température n'avait pas dépassé 37°6. Le confrère, confiant dans le thermomètre, n'avait pas renouvelé le pansement et se félicitait de la marche des choses. Pourtant, à mon arrivée, je remarquai chez le blessé un peu de somnolence ; il était difficile d'éveiller et de retenir son attention, le facies était terreux, les conjonctives jaunâtres. Ces phénomènes généraux n'étaient pas très marqués ; il n'en était pas de même des phénomènes locaux. En effet, le pansement enlevé, je vis s'écouler par la plaie étroite, anfractueuse, une sérosité roussâtre, d'odeur gangreneuse manifeste contenant de nombreuses bulles de gaz que la pression directe faisait sortir en abondance. Le mollet et la jambe toute entière très gonflés, présentaient la coloration blafarde et bronzée, avec traînées rougeâtres et noirâtres caractéristiques de l'éryzipèle bronzé ; la pression légère révélait l'existence de l'emphysème sous-cutané. Aucun doute n'était possible, nous nous trouvions en présence d'une septicémie à marche suraiguë. Les artères pédieuse et tibiale postérieure battaient, la sensibilité persistait dans toutes les parties du pied ; par un heureux hasard, du moins, les gros troncs vasculaires et nerveux n'avaient pas été lésés.

Je fis part à la famille réunie de la gravité extrême de la situation et déclarai que l'amputation immédiate de la cuisse me paraissait être la planche de salut.

La famille déclara s'opposer formellement à l'amputation, mais m'autorisait à faire telle opération que je jugerais utile en dehors de l'ablation du membre blessé.

Devant ce *veto* formel, j'eus recours à l'opération suivante : le malade ayant été anesthésié, j'ouvris d'abord très largement l'orifice d'entrée des projectiles ; je réséquai toutes les parties molles mâchées ; j'enlevai cent et quelques grains de plomb, des morceaux d'étoffe, des esquilles très petites ; bref, je nettoyai et détergeai complètement la plaie, je fus ainsi conduit à travers le jumeau interne et le soléaire, entre la couche musculaire superficielle et les muscles profonds jusque sous la peau de la face externe, où, par une longue incision, je constituai une large contre-ouverture par laquelle je pus laver à grande eau sublimée et le trajet du projectile et les interstices musculaires.

Puis, je fis en avant, en dehors, en dedans et en arrière de la jambe, partout où je trouvai de la crépitation gazeuse d'autres incisions, toutes longues et profondes ; enfin, je passai à travers ces divers orifices de gros drains et fis un dernier lavage suivi d'un pansement antiseptique sec.

Cette intervention constituant le dernier mot de ce que nous pouvions en dehors de l'amputation, il fut convenu que celle-ci serait pratiquée coûte que coûte si les accidents n'étaient pas enrayés. Je ne revis le malade que quarante-huit heures plus tard. Sa situation ne s'était pas aggravée, elle s'était plutôt améliorée au point de vue de l'état général ; localement, l'infiltration gazeuse s'était étendue par en bas et par en haut, vers la face interne de la cuisse. Deux nouvelles incisions ouvraient largement ces deux foyers.

Deux jours après, aucune nouvelle extension ne s'était produite, le mal était enrayé et, à partir de ce jour, on n'observa plus qu'une suppuration franche plus ou moins abondante ; les plaies commencèrent à bourgeonner, les drains furent retirés un à un et, au bout de quatre semaines, il ne restait à cicatriser que deux plaies superficielles et tout marchait à souhait, quand l'une des plaies devint le point de départ d'un érysipèle. Je ne pus savoir au juste d'où provenait la contamination, mais l'érysipèle parcourut presque tout le membre inférieur et provoqua une phlébite des veines superficielles. Le malade qui déjà se levait un peu, dut reprendre le lit. La phlébite évolua lentement sans suppurer, mais déterminant une thrombose qui remontait dans la veine saphène interne jusqu'au pli de l'aine. Cela dura six semaines. Le gonflement ayant presque disparu, au bout de ce temps, le médecin permit au malade de se lever. A peine était-il depuis une demi-heure dans son fauteuil qu'il ressentit dans le côté droit une violente douleur aiguë qui l'empêchait de respirer, suivie bientôt de crachats hémoptoïques, en même temps qu'un foyer de râles crépitants, entourant un noyau de matité se révélait au milieu du lobe inférieur du poumon droit. L'embolie était de peu d'importance et, heureusement, elle ne se renouvela pas, de sorte qu'après un certain nombre de jours où l'état fut inquiétant, la convalescence se fit peu à peu, définitive cette fois. Mais ce ne fut qu'à la fin de février, cinq mois après l'accident initial, que le malade put réellement commencer à marcher avec des béquilles. Je le revis un an plus tard, très bien portant, marchant allègrement, tout en traînant cependant le membre qui avait subi de si graves désordres et qui avait conservé une notable atrophie musculaire.

Enfin, en 1897, dans son travail sur le traitement des gangrènes dans les fractures compliquées, Testevuide nous fournit l'observation suivante, non moins significative que les précédentes.

OBSERVATION XI

(In Testevuide, thèse Paris, 1897.)

X..., déménageur, entre à l'hôpital Necker, dans le service
de M. Le Dentu, avec une fracture compliquée du quart inférieur de la jambe gauche. On constata que son pantalon était
déchiré et qu'un fragment de son tibia faisait issue au dehors,
souillé de poussière et de sang. Toilette du fragment avec solution phéniquée faible, pansement au sublimé. Plaie anfractueuse.
Douleur vive. Gonflement considérable. Un peu de shock traumatique ; malade abattu, frappé, inquiet, répondant sèchement
aux questions posées. Respiration accélérée, pouls dur et vibrant.
Pas d'affection antérieure, arthritisme.

Anesthésie au chloroforme. Nettoyage de la plaie, on constate
une fissure spiroïde du tibia conduisant dans l'articulation tibio-
tarsienne ouverte.

On tente la suture osseuse avec des fils de soie. Appareil plâtré
après suture et drainage de la peau. Toute la journée, le malade
est assez bien, mais énervé et préoccupé de savoir s'il gardera
sa jambe. Injection de morphine.

Le lendemain, la température est à 38°2. On défait le pansement, gonflement et coloration bronzée, crépitation gazeuse jusqu'au tiers supérieur de la jambe. On défait les sutures, un
liquide sanieux, putride, mêlé de bulles de gaz s'échappe de la
plaie.

On parle d'amputation, mais devant la résistance du malade
on se contente de faire six incisions profondes, suivant l'axe du
membre. Elles donnent issue à de la sérosité dont l'examen
bactériologique est reconnu positif.

On touche les plaies au chlorure de zinc, après les avoir lavées
à l'eau phéniquée forte Bien asséchées par des tampons, elles
sont bourrées de gaze iodoformée ; pansement ouaté, immobili-
sation en gouttière. En une quinzaine de jours, toutes les plaies
sont cicatrisées, sauf celle qui est au niveau du foyer de la frac-

ture. Un mois après l'accident, extirpation d'un séquestre osseux allant jusqu'à l'épiphyse inférieure du tibia. Appareil d'Hennequin. La plaie ne se cicatrisant pas, le stylet fait découvrir un petit sequestre qu'on extirpe, et la plaie se ferme en quinze jours.

Bon état général du malade. La consolidation se fait lentement ; au bout de trois mois et demi, le malade commence à marcher avec une canne. Il quitte l'hôpital, marchant avec un peu de raideur et un raccourcissement de 2 centimètres.

Dans les deux observations qui suivent, les malades n'ont pas été différemment traités que dans les cas précédents, mais les auteurs qui les ont publiées attribuent à l'antiseptique employé (l'eau oxygénée) une action spécifique contre le vibrion septique. La première observation a été publiée par le Dr Pluyette, chirurgien des hôpitaux de Marseille *(Bull. et Mém., Soc. Chir.*, 1900).

OBSERVATION XII

M. M..., facteur des postes, âgé de quarante-sept ans, reçoit, le 31 janvier 1900, à 3 heures de l'après-midi, toute la charge d'un fusil de chasse à bout portant, dans la partie moyenne de la cuisse droite, sur la face antéro-interne. Le coup fait balle ; les plombs et la bourre pénètrent dans les parties molles, au milieu du quadriceps crural.

Le blessé entre à l'hôpital de la Conception le lendemain 1er février, à 3 heures de l'après-midi, vingt-quatre heures après l'accident, avec une vive douleur dans le membre, qui est chaud et tendu ; fièvre modérée, 38 degrés, mais quelques frissons. Je ne suis pas appelé et ne vois le blessé qu'à ma visite du matin, le lendemain 2 février, environ quarante heures après l'événement. Voici ce que je constate :

Un seul orifice d'entrée, d'environ 1 centimètre, sur la face interne de la cuisse. Le membre est volumineux, œdématié ; la coloration de la peau est caractéristique, c'est la teinte rouge cuivrée de l'érysipèle bronzé avec liséré un peu diffus, s'étendant à 4 travers environ au-dessus et au-dessous de la plaie ; la zone enflammée est surtout marquée sur la face antérieure de la cuisse, au point où a dû s'arrêter la charge.

En présence de ces symptômes, je ne suis nullement surpris, en appuyant la main sur la région, de constater une sensation de crépitation clapotante : le foyer est bourré de gaze, la percussion donne, en effet, une sonorité tympanique.

En même temps qu'on me met au courant des commémoratifs, j'apprends que le blessé a eu des vomissements pendant la nuit ; pourtant la fièvre est modérée, 37°9 ; il n'y a eu ni céphalalgie ni délire, malgré cela j'annonce que le malade succombera, et probablement très vite, à cette infection déjà en pleine évolution, quarante heures après l'accident, car je n'ai pas souvenir d'avoir vu guérir un seul cas d'érysipèle bronzé, nettement accentué. Quoique sans grand espoir et, pour ne pas rester les bras croisés, je pratique une longue incision longitudinale sur la partie antéro-externe de la cuisse. Il en sort en quantité des gaz fétides à odeur cadavérique et de la sérosité granuleuse, mêlés à des détritus sphacélés de tissus cellulaire et musculaire ; j'extrais des fragments de la bourre et de nombreux grains de plomb qui s'échappent sous des lavages au sublimé. M'avisant alors que nous étions en présence du vibrion septique qui est anaérobie, et me rappelant un succès que j'avais eu récemment avec l'eau oxygénée pour un phlegmon septicémique, d'origine urinaire, mais à forme lente, je me décide à laver toute la surface de la plaie avec cet antiseptique et injecte tout autour de la zone atteinte, c'est-à-dire vers la racine de la cuisse, 5 centimètres d'eau oxygénée en 10 piqûres ; pansement humide. Pour lutter contre l'intoxication, je prescris 500 grammes de sérum en injection, la potion de Todd, de l'acétate d'ammoniaque et du thé alcoolisé. Je recommande ensuite à mon interne d'analyser les urines et de refaire à la contre-visite le même pansement, lavages au sublimé d'abord, à l'eau oxygénée ensuite, ainsi que les mêmes doses de cet antiseptique en injection sous-cutanée.

3 février. — Le mal semble avoir empiré. La température vespérale de la veille avait atteint 39°6 ; elle était encore le matin à 39°5. On a noté encore quelques vomissements, un peu de sub-délirium, et l'analyse des urines a révélé 0,50 d'albumine, indice d'une intoxication profonde.

Localement, la zone érysipélateuse a un peu augmenté vers la racine de la cuisse, mais elle s'étend surtout vers la face interne et inférieure du membre, points vers lesquels je n'avais pas fait d'injections sous-cutanées. Je pratique de nombreux débridements au thermo-cautère plongeant le feu dans tous les coins et recoins qui semblent atteints, puis je fais de grands lavages au sublimé et à l'acide phénique à 5 pour 100, je termine par un lavage de tous les coins à l'eau oxygénée. Enfin, tout autour de cette large plaie, j'injecte dans le tissu cellulaire 10 seringues de Pravaz d'eau oxygénée, c'est-à-dire le double de la veille. Pansement humide. A la contre-visite du soir, l'interne refait les mêmes lavages et les mêmes injections d'eau oxygénée.

4 février. — Amélioration. La température est tombée à 38 degrés. Les vomissements ont cessé ; le mal semble arrêté dans sa marche envahissante, mais l'odeur gangreneuse persiste.

6 février. — A partir de ce jour, l'amélioration s'accentue, l'infection est arrêtée, l'état général devient meilleur.

Urines : Sucre, 38 gr. 85. Albumine, 0,25.

9 février. — Cessation des injections. Simples lavages à l'eau oxygénée.

15 février. — Le sphacèle est en grande partie éliminé, la plaie a un aspect bien rosé, elle n'a plus d'odeur Le blessé est parfaitement guéri de sa septicémie, mais non du vaste décollement que je lui ai fait (16 centimètres de long sur 25 centimètres de large et, comme il est diabétique, il faudra du temps pour réparer cette brèche.

La seconde observation, de quelques mois plus récente a trait à un malade présenté par Chaput à la Société de Chirurgie.

OBSERVATION XIII

Le malade que je vous présente est entré dans mon service en février dernier avec un écrasement grave du pied par une voiture pesamment chargée. Au moment où je l'examine, le pied était tuméfié, noirâtre, avec des phylctènes énormes, recouvrant des plaques sphacélées étendues ; à la limite de ces plaques on voyait une rougeur lymphangitique qui gagnait la région inférieure de la jambe. La palpation révélait une crépitation gazeuse manifeste, étendue à tout le dos du pied. La plupart des orteils étaient broyés, ne tenant au pied que par des parties molles, les métatarsiens étaient brisés comminutivement de telle sorte que le pied ressemblait à un sac de noix.

Le malade avait une température élevée et un mauvais état général: il était en plus éthylique.

Je pensai que l'amputation était nécessaire, mais je m'abstins en raison du mauvais état général du malade et du résultat hasardeux de l'opération.

Je me contentai de lui faire des incisions multiples et profondes sur le dos et la plante du pied et je lui fis prendre deux fois par jour des bains d'eau oxygénée ; j'ordonnai des pansements humides à l'eau oxygénée.

Sous l'influence de ce traitement, le sphacèle se limita rapidement ; je hâtai l'élimination des orteils et des fragments osseux par quelques coups de ciseaux et bientôt la plaie bourgeonna activement.

Actuellement, le malade est presque complètement cicatrisé ; il a perdu tous ses orteils et la moitié du métatarse; il persiste une petite ulcération difficile à guérir à cause de la pénurie des téguments mais à laquelle il serait facile de remédier par des greffes de Thierst.

Le traitement par l'eau oxygénée nous a donné un résultat excellent en permettant de conserver le pied d'un malade qu; semblait devoir perdre son membre et probablement aussi la vie.

Admettons-nous que l'eau oxygénée soit un spécifique comme le veut M. Pluyette? Les résultats obtenus par Préry avec l'acide phénique, Hueter et Potherat, avec le chlorure de zinc, d'autres auteurs, avec divers antiseptiques, ne sont pas moins brillants. Terrier disait dans son rapport, à propos du cas de M. Pluyette : « Les incisions, les lavages antiseptiques, les cautérisations ont contribué pour leur part au succès », nous ajouterons ; pour une grosse part. L'exposition à l'air d'un clapier vaut mieux qu'une injection d'eau oxygénée qui ne peut, quoi qu'on fasse, pénétrer partout. Du reste, son instabilité en rend incertaine l'application pratique. Est-ce à dire qu'il faille l'interdire ? Non, si son emploi n'est pas toujours sans danger (Reynier), sa valeur antiseptique n'est pas à mettre en doute et, dans ce cas particulier. on l'emploiera de préférence pour les pansements ou les lavages. Mais, en aucun cas, on ne devra, selon nous, remplacer par de simples injections sous-cutanées les ouvertures et les larges débridements qui mettent à l'air ambiant les derniers recoins d'un foyer infecté. Nous lui reconnaissons le rôle d'adjuvant, mais non de spécifique.

Nous attirons l'attention sur ce fait, que nous avons vu signaler dans un grand nombre cas, l'absence ou la nullité des hémorragies dans' les interventions sur le membre malade : on a pu pratiquer des amputations sans faire de ligatures.

Le malade de M. Poncet, notamment, saigne peu, celui de Gérard-Marchant ne saigne pas : « la section des artères ne s'accompagna d'aucune hémorragie, et je fus tout surpris de constater que l'absence de compression ne donnait lieu qu'à un suintement sanguin insignifiant. » Il est important aussi de signaler l'insensibilité plus ou moins complète des nerfs qui permet de ne faire chez des malades affaiblis par l'intoxication qu'une anesthésie légère.

Nous avons dit que le *traitement général* ne devait pas être laissé de côté : c'est qu'en effet, la gangrène gazeuse est une maladie générale à manifestations locales. Les traitements chirurgicaux dont nous venons de parler visent l'état local ; il faut aussi traiter l'état général. Il s'agit d'une intoxication ; il sera bon de faire le lavage du sang, injection de sérum artificiel à 7 pour 1000.

Nous conseillerons le régime lacté pour faciliter la diurèse et éviter que des toxines intestinales ajoutent leur action nocive aux toxines vibrioniennes.

Enfin, pour relever l'état nerveux du malade, combattre l'adynamie, l'alcool à hautes doses, la potion de Tood, le thé, le café alcoolisés, le champagne seront de bons adjuvants. Pour exciter les centres nerveux parésiés par les toxines, l'acétate d'ammoniaque peut être indiqué à la dose de 10 à 20 grammes.

CONCLUSIONS

I. — Il existe une forme atténuée et curable de la
gangrène gazeuse, ou septicémie gangreneuse, forme
qui en raison de la bénignité relative de son pronostic,
mérite bien la dénomination de *gangrène gazeuse
bénigne*.

Nous avons réuni dans notre travail *onze* observations de cette variété de gangrène gazeuse : elles se
sont terminées par la *guérison*.

Dans trois cas, les accidents gangreneux ont été
enrayés par l'*amputation hâtive ;* dans les huit autres,
de *larges incisions*, de *vastes débridements* avec lavages
et irrigations répétées ont, non seulement arrêté les
accidents généraux, mais permis la conservation du
membre.

II. — A. La gangrène gazeuse *bénigne* ne diffère
pas **bactériologiquement** de la forme que, par opposition, nous appelerons gangrène gazeuse *maligne ;*
elle est due au *vibrion septique de Pasteur*. C'est ainsi
que, dans celles de nos observations où la recherche du
vibrion septique a été faite, l'épreuve a été positive.

Il est cependant quelques exceptions à cette règle :

dans *quelques cas*, la gangrène gazeuse,tout en ayant la même physionomie clinique,n'était pas due au vibrion · septique, et la recherche de ce germe est restée *néga- tive*. Dans ces cas, on a trouvé de nombreux agents pathogènes, tels que le streptocoque, un microbe analogue à la bactéridie charbonneuse, le *Bacillus aeroge- nes*, et même le *Bacillus coli communis*.

B. A quoi est due chez nos blessés la *bégninité* de la gangrène gazeuse ? Deux causes peuvent être invoquées :

1° L'*atténuation des agents pathogènes ;*

2° Du côté du *blessé*, l'*absence de tares et de surme- nage physique*, et certaines conditions inhérentes à l'individu, *conditions mal connues*, du reste, qui font le *terrain* avec ses qualités individuelles plus ou moins grandes de *résistance à l'infection.*

Il semble que la bégninité du pronostic doive *rare- ment* être attribuée à une *virulence moindre* du vibrion septique ou des autres germes. Les conditions, capables d'atténuer des espèces aussi résistantes, nous sont mal connues. Du reste, des inoculations pratiquées à des animaux avec des produits gangreneux provenant de formes dites bénignes ont entraîné les mêmes accidents et une mort aussi rapide que celles faites avec les produits de la gangrène gazeuse maligne qui s'accompagne de la mort des blessés. A notre sens, la bénignité doit donc être attribuée surtout à la *résistance du sujet* qui, le traitement aidant, triomphe de l'infection gangreneuse. Ici, en dehors de l'état de vigueur du blessé, l'absence des causes de déchéance organique, tels que le surmenage et les diathèses, les *causes premières*

de cette *immunité relative* contre une affection le plus
souvent mortelle, *nous échappent*. Tout au plus pour-
rions-nous risquer des hypothèses...

III. — Il existe donc chez certains blessés une
variété de gangrène gazeuse comportant un pronostic
bénin par rapport à la gangrène gazeuse type, qui reste
à nos yeux rapidement et fatalement mortelle. Similaires
bactériologiquement, ces deux formes ont une *allure
clinique* un peu *différente*. L'atténuation des symptômes, l'évolution plus lente des processus, et, facteur important pour le diagnostic, la marche parallèle du pouls,
de la respiration et de la température ; enfin, un état
général meilleur donnent à la *gangrène gazeuse bénigne* un cachet particulier, une *physionomie propre*.

IV. — A. La gangrène gazeuse est une complication
des plaies souvent *évitable* par les mesures générales
d'antisepsie et d'asepsie, banales à l'heure actuelle.
Quant au traitement préventif par la sérothérapie
préconisée par MM. Leclainche et Morel, il nous semble applicable à l'homme dans les cas de traumatismes
graves où la septicémie gangreneuse doit être particulièrement redoutée, à en juger par les expérimentations
efficaces de ces auteurs. Ainsi que nous le faisions
remarquer au cours de ces pages, le sérum antigangre-
neux donnerait chez les animaux des résultats iden-
tiques comme moyen préventif de la gangrène gazeuse
à ceux que donne chez l'homme le sérum antitétanique,
traitement prophylactique, comme on sait, puissant du
tétanos.

B. Au point de vue du traitement, *deux* procédés s'offrent au chirurgien. Suivant le siège, l'étendue, la profondeur des lésions, le *sacrifice du membre* peut s'imposer : nous en rapportons quelques observations. Dans d'autres cas, de grandes et *multiples incisions*, un *drainage* aussi parfait que possible, une désinfection locale active : pansements fréquemment renouvelés, grands·lavages à l'eau oxygénée, etc... peuvent suffire et donner une *complète guérison*, comme en font foi les observations contenues dans notre travail.

Le *traitement général* sera celui de toutes les *septicémies graves* ; son rôle est d'augmenter la résistance du sujet contre l'infection.

BIBLIOGRAPHIE

Ardillaux, Contribution à l'étude clinique de la septicémie aiguë
gazeuse (thèse Paris, 1894).

Arloing, Cours, 1900-1901.

Baudens, Clinique des plaies par armes à feu.

Béhier et Liouville, Expériences sur la septicémie (Académie
de médecine, 1872).

Bert, Sur la résistance vitale des corpuscules reproducteurs du
vibrion de la septicémie (Compte rendu de la Société
de biologie, 1878).

Berthommier, Congrès de chirurgie, 1892.

Billroth, Pathologie générale, 1874.

Blum, De la septicémie chirurgicale aiguë (thèse de Strasbourg,
1870).

Campenon, Douze cas de septicémie gazeuse primitive (Congrès
de chirurgie, 1892).

Case, Gangrène spontanée (Gazette des hôpitaux, 1862).

Chaput, Communication à la Société de chirurgie, 1900.

Charrin, Microbes de la septicémie gazeuse (Bull. de la Soc.
anat., Paris, 1884).

Charrin et Roger, Effets de l'inoculation du vibrion septique
chez le chien (Mém. Soc. biol., 1887).

Chassaignac, Sur les fractures compliquées (thèse d'agrégation,
Paris, 1850).

Chassaignac, Dict. encyclop. des sc. méd. (Septicémies).

Chauveau et Arloing, Etudes expérimentales de la septicémie
gangreneuse (Bull. Acad. méd., XIII, 1884). Pathogénie et prophylaxie de la septicémie gangreneuse chez
l'homme. (Soc. sc. méd. de Lyon, 1884)

Clarke, North-West London Hospital (Lancet, 1900).

Clementi, Experimentalle intersùchen über das vorkommen von Bacterien in Kaninchen Blùte bei Sæpticæmie (Central-blatt, 1873).

Colin, Communications multiples sur la septicémie. (Bull. acad, méd., 1878).

Courboulès, Contribution à l'étude de la nature et de la prophylaxie de la septicémie gangreneuse (thèse de Lyon, 1883).

De la Motte, Traité complet de chirurgie, 1771.

Dolbeau, De l'emphysème traumatique (thèse d'agr., 1860). Septicémie gangreneuse (Jour. de l'Éc. de méd. de Paris).

Duenschmann, Etude expérimentale sur le charbon symptomatique et ses relations avec l'œdème malin (Ann. Inst. Past., 1894).

Duplay et Reclus, Traité de chirurgie, t. 1.

Dupuy, Sur une forme de septicémie gangreneuse d'origine otique (thèse de Paris, 1898).

Fabrice de Hilden, De gangrena et sphacelo, 1766.

Folet, Echo Médical du Nord, 1897.

Forgues, Des septicémies gangreneuses (thèse d'agrég. en chir. Montpellier, 1886 ; Gaz. hebdom. de méd., XXIII).

Frery, thèse de Paris, 1873.

Gayet, Travail du laboratoire de M. le professeur Poncet (Gaz. des Hôp., 1898).

Gérard-Marchand, Art. Congrès de chir., 1892.

Gouin, Réflexions sur l'œdème malin considéré comme symptôme de la gangrène spontanée (Arch. gén. de méd. Paris, 1836).

Gosselin, Un cas de gangrène foudroyante (Clinique chirurg.).

Gros, Deux cas de septicémie aiguë gangreneuse (Arch. de méd, nov. 1894).

Gross, Un cas de septicémie aiguë foudroyante par auto-inoculation traumatique (Gaz. heb. de méd. Paris, 1886).

Guillemot, Microbe de la septicémie gangreneuse (La Presse
méd , 1898. Mém. sociét. biol., 1898).

Hippocrate, OEuvres complètes (Traduction Littré, 1840).

Hitschmann, und Lindenthal. — Ein weiterer Beitrag zur Pathologie und Antrologie der Gangrène foudroyante.

Hueter, Ein fall von Eilung bei gangrena septica (Centralblatt
für Chirurgie 1879, n° 32).

Hutchinson, Leçon cliniques sur les complications noso-comiales,
Londres, 1872.

Jamain et Terrier, Manuel de pathologie et de clinique chirurgicale.

Jeannel, Pathogénie et traitement des gangrènes chirurgicales.
Congrès de chirurgie, 1892.

Jeannet, La gangrène qui septicémie et la septicémie qui gangrène (Rev. méd. de Toulouse).

Jumin, Essais sur la gangrène foudroyante (thèse de Paris, 1876).

Koch, Untersüchen über die Etiologie der Wündins-infections,
Leipzig 1878.

Larrey, Clinique chirurgicale, t. III.

Leclainche, Presse médicale 1898 : Archives médicales de Toulouse, 1898.

— et Morel, Sérothérapie de la septicémie gangreneuse
(Ann. Inst. Past., 1901).

Le Dentu, Des contre-indications à la réunion immédiate des
plaies (Bull. Soc. chir., 1881). — Des amputations
dans la gangrène foudroyante (Rev. mens. de méd. et
chir., 1878). — Leçons sur la septicémie aiguë (Mouv.
méd., 1874).

— et Delbet, Traité de chirurgie clinique et opératoire,
I, 1896.

Legros et Lecène, Un cas de gangrène gazeuse aiguë mortelle,
due à un microbe aérobie (Semaine médicale, juin
1901).

Maisonneuve, Gangrène foudroyante (Bull. Acad. Sc. 1853). —
Des intoxications chirurgicales (Compte rendu Acad.
Sc. 1866).

Malgaigne, Traité des fractures, Paris, 1855. Observations sur
l'emphysème spontané traumatique (Bull. Soc. chir..
Paris 1845).

Martin de Bazas, Emphysème traumatique (Gazette médicale
de Paris, 1836).

Mayet, De la septicémie gazeuse (Gazette des Hôp. 1894).

Mercier, Quelques cas de septicémie gangreneuse (thèse de
Paris, 1891).

Mollière, De la Gangrène gazeuse, définition clinique 1881. —
Etiologie, 1882 (Lyon médical).

Mondau, Sur trois cas de gangrène foudroyante (Lyon médical,
1877).

Moraud, De la septicémie gangreneuse aiguë (thèse de Montpellier, 1877).

Nadaud, Etude sur les gangrènes dans les blessures par armes
à feu (thèse de Paris. 1873).

Negretti, Quelques observations de gangrène gazeuse (thèse de
Bordeaux, 1887).

Nimier et Laval, Infections en chirurgie d'armée, 1901.

Orion, Traitement des gangrènes par l'eau oxygénée (thèse de
Paris, 1900).

Paré, Œuvres complètes, Paris, 1840.

Pasteur, Vibrion septique (Bull. Acad. méd., 1878).

Percy, Manuel du chirurgien d'armée.

Perrin, Sur quelques complications infectieuses consécutives aux
plaies des armes à feu (Bull. Acad. méd., 1872). —
Mémoire sur l'infection putride aiguë (Gaz heb. de
Paris, 1872).

Piet, un cas de guérison de la gangrène gazeuse (Journal des
Sc. méd. de Lille 1898).

Pluyette, Septicémie gazeuse suraiguë guérie par les injections
sous-cutanée d'eau oxygénée, Marseille (?), 1901.

Poncet, De la gangrène gazeuse (Lyon méd., 1881).

Potherat, Deux observations de septicémie gangreneuse (Cong.
de chir., 1896).

Quesnay, Médecin consultant du Roy. Traité de la gangrène,
    1749.

Raynaud, Traitement de la gangrène en général (Bull. gén. de
    thérap., Paris, 1872). — Nouveau dictionnaire de méde-
    cine et de chirurgie, art. Gangrène.

Reclus, Pathologie externe.

Richelot, Contribution à l'étude de la septicémie chirurgicale
    (Un. méd., 1873 et 1875).

Roux et Chamberland, Immunité contre la septicémie conférée
    par des substances solubles (Ann. Inst. Past., 1887).

Salleron, Des amputations primitives et consécutives (Arch. de
    méd. milit., 1858).

Slater (Charles), The Lancet (Art. 1899).

Ténénat, Etude critique sur la septicémie et la pyohémie, Paris,
    1879.

Terrier, Rapport de la Société de chirurgie (Bull. mars 1900).

Terrillon, Septicémie aiguë à forme gangreneuse (Arch. de
    méd. XXIII, 1874). — Indications chirurgicales dans
    les cas de gangrène foudroyante ou de septicémie aiguë
    gangreneuse (Bull. gén. de thérap., 1877).

Testevuide. Traitement des gangrènes gazeuses dans les fractu-
    res compliquées (thèse de Paris, 1897).

Thévenot, Gangrène gazeuse bénigne du membre inférieur droit
    Gazette des hôpitaux civils et militaires, août 1901.

Trélat, Communication à l'Académie de médecine, 1884.

    — et Monod, Dictionnaire des Sciences médicales..

Triffaud, De la gangrène gazeuse foudroyante (Revue de chi-
    rurgie, 1883).

Velpeau, De l'emphysème primitif dans les fractures des mem-
    bres (Union médicale, 1855).

Verneuil, Du phlegmon. bronzé (Rev. mens. de méd et chir..
    1878). — Etats constitutionnels et traumatismes (Ency-
    clop. internat. de chir., Paris, 1888, I).

Vincent, Des causes de la mort prompte après les grands trau-
    matismes (thèse d'Agrég., Paris, 1878).

Wicklein, Pluralité des agents de la septicémie gazeuse,

TABLE

LYON. — Imp. A. REY, 4, rue Gentil. — 28530.